儿童常见疾病治疗、康复与护理

杨洪伟　等主编

上海科学普及出版社

图书在版编目（CIP）数据

儿童常见疾病治疗、康复与护理 / 杨洪伟等主编
. -- 上海：上海科学普及出版社， 2024.6
ISBN 978-7-5427-8720-0

Ⅰ．①儿… Ⅱ．①杨… Ⅲ．①小儿疾病－常见病－诊
疗②小儿疾病－常见病－康复③小儿疾病－常见病－护理
Ⅳ．① R72 ② R473.72

中国国家版本馆 CIP 数据核字（2024）第 092415 号

责任编辑　忻　玮

儿童常见疾病治疗、康复与护理
杨洪伟　等主编
上海科学普及出版社出版发行
（上海中山北路 832 号　　邮政编码　200070）
http://www.pspsh.com

各地新华书店经销　　　　三河市铭诚印务有限公司印刷
开本　787×1092　1 / 16　　印张　13.25　　字数 230 000
2024 年 6 月第 1 版　　　　2024 年 6 月第 1 次印刷

ISBN　978-7-5427-8720-0　　定价：98.00 元

《儿童常见疾病治疗、康复与护理》

编委会

主　编：杨洪伟　枣庄市中医医院

　　　　孙　蒙　枣庄市妇幼保健院

　　　　宋　站　枣庄市妇幼保健院

　　　　高海艳　枣庄市薛城区陶庄镇中心卫生院

　　　　陈　琪　枣庄市立医院

　　　　侯成玉　枣庄市立医院

副主编：冯相宇　枣庄市市中区齐村镇卫生院

　　　　曹建平　枣庄市立医院

　　　　陈壮壮　枣庄市立医院

　　　　董媛媛　枣庄市立医院

　　　　徐　慧　枣庄市妇幼保健院

　　　　刘丽萍　枣庄市妇幼保健院

前　言

　　儿童作为国家的未来与希望，其身心健康直接关系到家庭幸福、社会进步和国家发展。《儿童常见疾病治疗、康复与护理》一书的编撰，正是基于对儿童健康事业的深切关怀与责任担当，旨在为广大医疗工作者提供一本全面、实用、便捷的儿童健康管理与疾病诊疗指南。

　　本书从儿童常见疾病、多发病、疑难病的角度出发，系统地阐述了各类疾病的诊断、治疗原则、护理方法及康复策略。在儿童疾病的诊疗过程中，准确的诊断是前提，科学的治疗是关键，而细致的护理则是保障儿童康复的重要环节。因此，本书不仅深入解析了疾病的病理生理机制，还详细介绍了国内外最新的治疗技术和护理理念，力求为医疗工作者提供全面、权威的参考。

　　此外，本书还涵盖了儿童保健的内容，包括体格生长发育、神经心理行为发育、常见遗传性疾病的诊断与预防等，不仅介绍了儿童保健的基本原则和方法，还结合临床实践，提供了许多实用的保健建议和干预措施。尤其值得一提的是，本书对儿童康复治疗技术、高危儿早期干预以及各种儿童康复疾病及功能障碍的详尽介绍。随着医学技术的不断进步和康复医学的快速发展，康复治疗在儿童疾病治疗与康复过程中的作用日益凸显。本书通过深入浅出的方式，介绍了各种康复治疗技术和方法，并强调了早期干预的重要性，旨在帮助医疗工作者更好地掌握康复治疗技术，为患儿提供更加全面、专业的康复服务。

　　在编写过程中，我们力求内容新颖、全面、重点突出、简明扼要。我们注重理论与实践的结合，使本书既具有学术价值，又便于医疗工作者在实际工作中查阅和使用。同时，我们也希望本书能够激发更多治疗工作者对儿童健康事业的热情，为他们的学习和工作提供有力的支持。

目 录

第一章　营养性疾病

第一节　蛋白质－能量营养不良

【概述】

蛋白质－能量营养不良（protein-energy malnutrition，PEM）简称营养不良，是指各种原因造成能量和（或）蛋白质摄入不足或消耗增多的一种营养缺乏症，主要见于3岁以下婴幼儿。临床上以体重明显减轻、皮下脂肪减少和水肿为特征，常伴有多器官系统的功能紊乱。急性发作者常伴有水、电解质紊乱，慢性患者常有多种营养素缺乏的表现。临床常见3种类型：能量缺乏型营养不良（营养不良性消瘦或消瘦型营养不良）、蛋白质缺乏型营养不良（营养不良性水肿或水肿型营养不良）和混合型营养不良（消瘦、水肿型营养不良）。在我国，能量缺乏型营养不良最多见，混合型营养不良次之，蛋白质营养不良最少。

【诊断】

1.有导致营养摄入不足或消耗过多的原发病。如长期喂养不当或偏食；有腹泻、肠吸收不良综合征等消化系统疾病；有唇裂、腭裂等先天畸形；有急、慢性传染病、反复呼吸道感染史或肝炎、结核病、肠寄生虫病等慢性消耗性疾病等病史。

2.消瘦，体重下降低于同年龄儿童正常体重值的15%。

3.皮肤干燥、苍白，头发干枯。重度营养不良患儿可有精神萎靡、反应差、体温偏低、脉细无力和凹陷性水肿等全身各系统功能紊乱表现。久病者身高低于正常儿童。

4.皮下脂肪减少，腹壁皮肤皱褶厚度<0.8cm。

5.人血清白蛋白和多种氨基酸的浓度降低，胰岛素样生长因子减少，多种酶的活力下降。还可伴有营养性贫血。

6.本病需与糖尿病相鉴别。

【治疗】

1.原发病的治疗

尽早查明导致营养不良的原发病，积极对因治疗。如改进喂养方法，手术修补先天畸形，控制感染和根治各种消耗性疾病等。纠正酸中毒，保证电解质平衡。

2.调整饮食

提倡母乳喂养。可根据患儿食欲哺乳，按需喂养并及时添加辅食。进食的量由少到多，由稀到稠。如为人工喂养儿，应从给予患儿稀释奶开始，待其适应后逐渐加量和提高浓度。同时，根据患儿的耐受情况，可添加蛋类、肝泥、肉末和鱼粉等高蛋白食物，必要时也可添加酪蛋白水解物、氨基酸混合液或进行要素饮食。蛋白质摄入量从每日1.5~2.0g/kg开始，逐渐加量至3.0~4.5g/kg。不宜过早供应高蛋白食物，以免引起腹胀和肝大。多为患儿补充蔬菜泥和水果泥，以补充维生素和微量元素。乳酸不耐受或牛奶过敏者，可补充豆浆、米粉和花生粉等，或补充乳糖奶粉。对不能耐受肠道喂养的患儿，可静脉滴入复方氨基酸溶液、葡萄糖溶液、脂肪乳溶液、脂溶性维生素溶液和水溶性维生素溶液，待其病情好转后逐渐给予流质食物口服。

3.补充热量和蛋白质

蛋白质-能量营养不良患儿的消化道因长期摄入不足，已适应低营养的摄入，过快增加摄入量易出现消化不良、腹泻等不适症状。故营养物质的补充不宜过于激进，应根据患儿的实际消化能力和病情，循序渐进地完成。总体上，患儿营养不良的程度越重，营养物质越应从小剂量补起。

（1）轻度营养不良：可从每日热量250~330kJ/kg（60~80kcal/kg），每日蛋白质1.5~2.0g/kg开始补起，适应后逐渐增加至每日热量628~711kJ/kg150~170kcal/kg，每日蛋白质3.0~4.5g/kg。待体重恢复正常后改为生理需要量，即每日热量460~502kJ/kg

100~120kcal/kg，每日蛋白质3.5g/kg。

（2）中、重度营养不良：参照原有的饮食情况，每日补充量从热量165~230kJ/kg40~55kcal/kg，蛋白质1.5~2.0g/kg，脂肪1.0g/kg开始补起。后逐步少量增加至每日热量628~711kJ/kg150~170kcal/kg，蛋白质3.0~4.5g/kg，脂肪3.5g/kg。待体重恢复正常后改为生理需要量。

4.促进消化

（1）药物：可给予患儿B族维生素和胃蛋白酶合剂等，以助消化。蛋白质同化类固醇制剂，如苯丙酸诺龙，能促进蛋白质合成，增加食欲，可肌注$0.5 \sim 1.0$mg／（kg·次），$1 \sim 2$次／周。连用$2 \sim 3$周。用药期间应供给充足的热量和蛋白质。对食欲差的患儿，可给予胰岛素$2 \sim 3$U／次肌内注射，以降低血糖，增加饥饿感而提高食欲，通常1次／d。注射前先口服葡萄糖溶液$20 \sim 30$g或静脉注射25%葡萄糖溶液，以防低血糖。锌制剂可提高味觉敏感度，有增加食欲的作用，口服锌元素$0.5 \sim 1$g／kg·d。

（2）中医治疗：参苓、白术散等能调节脾、胃功能，改善食欲；针灸、推拿和捏脊也有一定疗效。

5.治疗并发症

严重营养不良可引发危及生命的并发症。如腹泻时，患儿可出现严重的水、电解质紊乱，酸中毒，休克，肾功能衰竭，自发性低血糖及继发感染等。及维生素A缺乏时可致眼部损害。有真菌感染的患儿，除积极给予支持治疗外，要尽早进行抗真菌治疗及相应对症处理。病情严重伴明显低蛋白血症或严重贫血者，可考虑成分输血。

第二节　小儿单纯性肥胖

【概述】

小儿单纯性肥胖（obesity）是由于人体长期能量摄入超过消耗，体内脂肪过度积聚，体重超标的一种营养障碍性疾病。本病在儿童各年龄段均可发病，其中以婴儿期、5—6岁及青春期最为多见。儿童期肥胖有部分可延续至成人，易引起高血压、糖尿病、冠心病、胆石症和痛风等疾病，故社会与家庭应重视对本病的防治。

【诊断】

1.体重超过同性别、同身高参照人群均值的20%即称为肥胖。超出20%～29%者为轻度肥胖；超出30%～49%者为中度肥胖；超过50%者为重度肥胖。

2.患儿食欲旺盛，且喜食高脂肪食物。常有疲劳感、运动少和行为偏差。性发育较早，最终身高常略低于同龄正常小儿。

3.体格检查可见患儿皮下脂肪丰满，分布均匀，以腹部、肩部、面颊部及乳房等处最为明显。

4.实验室检查甘油三酯和胆固醇水平大多增高。患儿常有高胰岛素血症，血生长激素水平低，生长激素刺激试验的峰值也较正常小儿为低。可伴有脂肪肝。

5.诊断时应排除内分泌、遗传、代谢及中枢神经系统疾病等造成的继发性肥胖。

【治疗】

饮食疗法和运动疗法是2项最主要的治疗措施，药物或外科手术治疗均不适用于小儿。

1.饮食疗法

（1）改善饮食习惯：良好的饮食习惯对减肥有重要作用。母乳喂养的婴儿，应少食高糖和高脂肪的辅食，适当限制奶量；人工喂养儿，在3个月内应避免食用固体食物；幼儿和年长儿，应减少热量过高食物的摄入，坚持少餐多食，细嚼慢咽，晚餐进食不宜过饱，不吃夜宵及零食。

（2）食物成分：为解决处于生长发育阶段小儿的肥胖问题，现主张饮食应以低糖、低脂肪和高蛋白食物为主。此方案既可有效限制体内脂肪合成，消耗体内过多储备的脂肪，又可保证机体有足量蛋白质而满足自身正常生长发育的需要。

（3）增加蔬菜的摄入：体积大、热量低的蔬菜进入胃中会产生一定程度的饱腹感，可减少机体对其他食物的摄入。且蔬菜纤维还可减少糖类的吸收和胰岛素的分泌，阻止胆盐的肝肠循环，促进胆固醇排泄，有一定的通便作用。胡萝卜、青菜、黄瓜、番茄、苹果、柑橘和竹笋等均可作为选择。

（4）控制热量摄入：对于中、重度肥胖患儿，应适当限制其摄食量。5岁以下儿童每日摄入的热量为2 512.08～3 349.44 J（1 cal=4.1868 J）。5岁以上儿童每日摄入的热量为3 349.44～5 024.16 J，青春期者每日摄入的热量为6 280.2～8 374.6 J。

2.运动疗法

避免长时间看电视、玩游戏等静坐活动。适当的运动能促进脂肪分解，减少胰岛素分泌，减少脂肪合成，增加蛋白质合成，促进肌肉发育。肥胖小儿常因动作笨拙和活动后易累而不愿锻炼，可鼓励患儿选择喜欢且易于坚持的运动，故制订运动方案时，应在考虑安全性的同时兼顾趣味性及经济性，并且选择易于患儿长期坚持的运动，如晨间跑步、散步和做操等。患儿应坚持每天至少运动30 min，运动要循序渐进，不要求之过急，以运动后轻松愉快，不感到疲劳为最适原则。应重视有体重移动的运动，在这些运动中距离比速度更重要。运动的形式有有氧运动、有氧运动与无氧运动交替运动和技巧运动等。具体制订运动方案时，应包括运动强度、运动频率、运动时间和运动期限。运动强度以平均强度为主，一般为最大氧消耗的50%（为最大心率的60%~65%）；运动频率为每周3~5次；运动时间为1~2h；运动期限以3个月为一个阶段，1年为一个周期。如果运动后疲惫不堪，心慌、气促以及食欲大增均提示活动过度。

3.肥胖儿童的行为矫正方案

（1）行为分析：通过与肥胖者访谈，与家长、教师座谈和观察分析基线行为，找出主要危险因素。

（2）制订行为矫正方案：根据肥胖者行为模式中的主要危险因素确定行为矫正的靶行为，设立中介行为。制定行为矫正的速度、奖励与惩罚、正诱导与负诱导等具体内容。

（3）肥胖者记录行为日记：内容包括对刺激与刺激控制的第一反应，对行为矫正过程中的体验、困难、体会和经验。

（4）开展座谈会：参会人员应包括父母亲、（外）祖父母和教师等有关人员。以深入了解肥胖儿童的生活、学习环境和个人特点。同时告知有关人员应协助医护人员共同创造有助于肥胖儿童持续坚持体重控制训练的环境。

（5）禁忌：①不要进行任何表扬进步和成绩的活动。如评比、达标或竞赛等。②应充分认识到行为矫正过程中的反复、退步，甚至退出训练，不能讽刺和打击患儿，更不能指责和挖苦患儿。③注意保护个人隐私，不向家长说孩子不愿意讲的事。

4.药物治疗

对血脂较高有严重脂肪肝者，可用降脂药物治疗，如血脂康等。对糖耐量异常或血胰岛素升高者，可试服二甲咪胍，改善糖代谢。

5.心理治疗

应定期做心理治疗，防止患儿出现心理障碍。

6.治疗禁忌

①禁止采用禁食、饥饿或半饥饿等不良疗法。②禁止使用所谓的"抽脂减肥"和"物理振动疗法"。③禁止短期（3个月内）快速减肥。

第三节　维生素 D 缺乏性佝偻病

【概述】

营养性维生素 D 缺乏佝偻病（rickets of vitamin D deficiency）是儿童体内维生素 D 不足导致钙、磷代谢紊乱所产生的一种全身慢性营养性疾病。主要病变部位在骨骼，典型表现为正在生长着的长骨干骺端和骨组织矿化不全，骨质软化，长骨与生长板同时受损。病变严重时还可引起神经、肌肉、造血及免疫系统功能异常。佝偻病可分为初期、激发期、恢复期和后遗症期 4 期。本病主要见于 2 岁以内的婴幼儿，特别是生长快、户外活动少的婴儿。因我国冬季较长，日照短，北方佝偻病患病率高于南方。近年来，随着社会经济文化水平的提高，我国营养性维生素 D 缺乏性佝偻病发病率逐年降低，病情也趋于轻度。

【诊断】

1. 好发年龄段为 3 个月至 2 岁。患儿常有户外活动少、晒太阳不足或未添加富含维生素 D 的鱼肝油等辅食的病史。

2. 临床表现：初期（多见于 6 个月内的婴儿），患儿有夜惊、易激惹、烦躁哭闹和汗多刺激头皮形成枕秃等神经系统异常表现，激期患儿有颅骨软化、乒乓头、方颅、鞍形头、囟门大闭合延迟、串珠肋、郝氏沟、鸡胸、手足镯样隆起、骨质软化与肌肉关节松弛、"X"型和"O"型腿等表现。

3. X 线检查：①初期基本正常。②早期长骨钙化带模糊或消失，干骺端呈毛刷样、杯口状改变，骨骺软骨盘增宽＞2mm，骨质稀疏，骨皮质变薄，可有骨干弯曲或青枝骨折。③恢复期出现粗厚的钙化预备线。④后遗症期骨骼变形，但骨骺端正常。

4. 实验室检查：①初期，甲状旁腺素升高，血钙正常或下降，血磷降低，碱性磷酸酶（Alkaline phosphatase，AKP）正常或稍高。②激期，血钙降低＜1.88mmol／L（7.5mg／dL），游离钙 0.88mmol／L（3.5mg／d），血磷明显降低＜0.97mmol／L（3mg／dL），AKP 明显升高。③恢复期，血钙、血磷正常，AKP 仍较高。④后遗症期，血钙、血磷正常，AKP 均正常。

5. 血清 25－（OH）D_3 早在初期即开始下降，当血清 25－（OH）D_3＜8g／mL（正常为 10～50g／mL）时即可诊断为维生素 D 缺乏症。

6.本病需与低血磷抗维生素D佝偻病、肾性佝偻病、维生素D依赖性佝偻病和远端肾小管酸中毒等继发性佝偻病相鉴别。

【治疗】

1.治疗

（1）初期：病情较轻，每日口服维生素D_3 $25 \sim 50 \mu g$（$1000 \sim 2000 U$），不能口服或有腹泻者，可给予维生素D_3 20万~30万U肌内注射1次，连续口服2~4周后根据临床表现和X线表现，改预防量$400 \sim 800 U/d$。同时口服钙剂，元素钙$200 \sim 500 mg/d$，连用1~2个月。

（2）激期：病情较重，每日口服维生素D_3 $75 \sim 150 \mu g$（$3000 \sim 6000 U$）或1,25-$(OH)_2D_3$ $0.5 \sim 2 \mu g$，连用1个月。不能坚持口服者，也可肌内注射维生素D_3 20万~30万U 1次，间隔1个月后可重复1次，2~3个月后改预防量。同时补充钙剂$0.5 \sim 1 g/d$，连用2~3个月。

（3）恢复期：治疗同初期，上述治疗剂量继续口服1个月后复查血生化及骨X线片，如痊愈改预防量。待冬、春季节，再次给予维生素D_3 15万~20万U肌内注射1次。

（4）后遗症期：无需药物治疗，应加强体格锻炼。对有骨骼畸形者，可采用主动或被动运动方法矫正，胸部畸形者做腹卧位抬头展胸运动，下肢畸形者做肌肉按摩（"X"型腿按摩内侧肌群，"O"型腿按摩外侧肌群），增加肌张力，严重下肢畸形者，4岁后应手术矫形。

2.预防

（1）胎儿期：孕妇坚持户外活动，多晒太阳，体弱者或孕后期在冬季者可于妊娠7个月时开始补充维生素D_3 $400 \sim 800 U/d$，或给予维生素D_3 15万~20万U肌内注射1次。

（2）婴儿期：出生后2周即可开始预防。可采用每日法（口服维生素D_3 $400 \sim 800 U/d$至周岁）；每月法（口服维生素D_3 5万U，每月1次或分次给予至周岁）；每季法（口服维生素D_3 15万~20万U，每季1次至周岁）。

第四节 碘缺乏症

【概述】

碘缺乏症（iodine dificiency）是一种分布极为广泛的地方病，是碘摄入不足造成的甲状腺合成障碍，会影响机体生长发育的营养障碍性疾病。食物和饮水中缺碘是疾病发生的根本原因。本病在内陆地区和边远牧区多见。

【诊断】

1.出生后居住于低碘地方性甲状腺肿病流行区。

2.新生儿期表现为甲状腺功能减退；儿童和青春期则表现地方性甲状腺肿、地方性甲状腺功能减低症，或智能发育障碍、听力障碍，常伴有体格生长落后。

3.实验室检查血清总甲状腺素T_3、T_4或游离T_3、T_4明显降低，而促甲状腺素TSH增高，尿碘<25μg/g肌酐。

4.X线检查可见骨龄延迟。

5.本病诊断时需除外营养不良、锌缺乏和中耳炎等疾病的影响。

【治疗】

多吃含碘丰富的食物，补充碘剂和甲状腺素制剂，保证机体正常生长发育的需要。

1.一般治疗

常规采用饮食治疗。平时应多食用海带等含碘丰富的食物，并提倡食用碘盐（按1∶10比例加入碘酸钾）。每日碘供应量：年龄<6个月为40μg，7—12个月为50μg，1—7岁为70μg，7—12岁为12μg。孕妇及乳妇为200μg。

2.用药常规

（1）碘剂：主要用于缺碘所引起的弥漫性重度甲状腺肿大且病程短者。复方碘溶液，1~2滴/d（约含碘3.5mg），或碘化钾（钠），10~15mg/d，连服2周为1个疗程。2个疗程之间停药3个月，反复治疗1年。长期大量服用碘剂时应注意甲状腺功能亢进的发生。

（2）甲状腺素制剂：常用L–甲状腺素钠口服，从小剂量开始，直至临床症状改善，血清T_4和TSH正常，即作为维持量应用。

（孙 蒙）

第二章 新生儿疾病

第一节 新生儿窒息

【概述】

新生儿窒息（asphyxia of newborn）是指婴儿出生后因无自主呼吸或呼吸抑制而导致低氧血症和混合性酸中毒的疾病，其中不仅包括出生时即无自主呼吸或呼吸抑制者，还包括出生时虽无窒息，但数分钟后又出现呼吸抑制的患儿。

新生儿窒息是造成新生儿死亡和神经系统损害的重要原因之一，其发病率在我国为5%~10%。孕妇、胎儿及分娩等多种影响母体和胎儿间血液循环和气体交换的病因，均可使胎儿血氧浓度降低而最终导致新生儿窒息的发生。本病在孕期和产时均可出现，但绝大多数发生在产程开始后，多为胎儿窒息（宫内窘迫）的延续。2005年卫生部妇幼保健与社区卫生司制定了《新生儿窒息复苏指南（试行稿）》。

【诊断】

1.存在胎儿宫内窒息表现：早期呈兴奋状态，胎动增加，胎心率≥160次/min；晚期转为抑制状态，胎动减少，甚至消失，胎心率降至100次/min以下，同时羊水可被胎粪污染为黄绿色。

2.生后1 min或5 min Apgar评分≤7分。生后Apgar评分是评价出生婴儿有无窒息及窒息程度的一种简便易行的方法。它由5项指标组成，包括皮肤颜色（appearance）、心率（pulse）、对刺激的反应（grimace）、肌张力（activity）和呼吸情况（respiration）。5项指标每项2分，总分为10分。生后1 min的Apgar评分是诊断新生儿窒息的重要依据，正常婴儿此时评分在8~10分，当评分低于7分时提示婴儿存在窒息，其中4~7分为轻度窒息，0~3分为重度窒息。若婴儿生后1 min虽然评8~10分，而数分钟后又降到7分以下者亦属窒息。

3.新生儿窒息预后的判定：Apgar评分除在生后1min进行外，还多于生后的5 min

和10 min再次进行。如婴儿需要复苏，有时还需要在15 min和20 min时进行评分。5 min及10 min的评分有助于复苏效果和预后的判定，评分越低，持续时间越长，患儿神经系统损害越重，预后越差。

4.窒息儿经积极抢救后大多数可恢复呼吸功能，皮肤转红。少数病情严重经抢救无明显改观者，因缺氧可造成脑、心肌和肝等多器官受损，可出现缺氧缺血性脑病、颅内出血、心力衰竭、肾功能不全以及代谢失衡等一系列病理损害。

5.本病需与新生儿颅内出血、新生儿呼吸窘迫综合征和吸入性肺炎等疾病相鉴别。

【治疗】

在新生儿复苏时，很少需要用药。新生儿心动过缓通常是因为肺部充盈不充分或严重缺氧，而纠正心动过缓的最重要步骤是进行充分的正压人工呼吸。

在完成气管插管加压给氧、胸外按压等处理30 s后再次进行评估，对可能还会存在无反应的部分窒息患儿，应及时给予药物治疗。另外，对于临产前有胎心、出生后无心跳者，应在进行气管插管、胸外按压的同时给予药物治疗。

1.复苏时药物治疗

（1）1:10000肾上腺素：对心搏停止或在30 s的正压人工呼吸和胸外按压后，心率持续<60次/min者，应立即应用，剂量为0.1~0.3 mL/kg（0.01~0.03 mg/kg），首选气管导管内注入，如效果不好，可改用外周静脉注入，剂量同前，有条件的医院还可经脐静脉导管给药。必要时每3~5 min可重复1次，当心率>100次/min时停用。药物浓度不宜过高，1:1000肾上腺素会增加早产儿出现颅内出血的风险。

（2）碳酸氢钠：在一般心肺复苏（2PR）的过程中不鼓励使用碳酸氢钠溶液，但在对其他治疗无反应或有严重代谢性酸中毒时可使用。剂量2 mmol/kg，常用5%碳酸氢钠溶液（相当于0.6 mmol/mL）3.3 ml/kg，用等量5%~10%葡萄糖溶液稀释后经脐静脉或外周静脉缓慢注射（>5 min）。碳酸氢钠的高渗透性和产生CO_2的特性可对心肌和大脑功能造成损害，故应在建立充分人工呼吸和血液灌流后应用。如何再次使用碳酸氢钠治疗持续代谢性酸中毒或高钾血症，应根据动脉血气或血清电解质等结果而定。因该药有腐蚀性不能经气管导管给药。

（3）扩容剂：对有低血容量的新生儿、已怀疑失血或有新生儿休克（苍白、低灌注、脉弱）且对其他复苏措施无反应者需考虑扩充血容量。一般可选择等渗晶体溶液，推荐生理盐水。大量失血时，则需要输入与患儿交叉配血阴性的同型血或O型幼红细胞悬液，首次剂量为10mL／kg，经外周静脉或脐静脉缓慢推入（＞10min）。在进一步的临床评估和反应观察后可重复注入1次。给窒息新生儿，尤其是早产儿不恰当的扩容会导致血容量超负荷或发生并发症，如颅内出血等。

（4）多巴胺或多巴酚丁胺：经上述复苏处理后，患儿仍呈持续休克状态时，可考虑应用多巴胺，其作用与剂量有相关性，小剂量1～4g／（kg·min）可扩张周围小血管，增加肾血流量；中剂量5～10g／（kg·min）可增加心搏出量；大剂量10～20g／（kg·min）使血管收缩，有升压作用。使用时多从小剂量用起，根据病情变化逐渐增加剂量。多巴酚丁胺由多巴胺衍生而来，它主要作用是增加心肌收缩力，加大心搏出量，但对外周血管的扩张和收缩却无作用，也不增快心率，初采用小剂量5g／（kg·min），最大不超过20g／（kg·min）。加药剂量（mg）＝体重（kg）×6，加入10％葡萄糖溶液100mL中静脉滴注。

给药速度：1mL／（kg·h）＝1g／（kg·min），应用输液泵调节滴速。

（5）纳洛酮：纳洛酮为麻醉药拮抗剂。在注射纳洛酮前，必须建立和维持充分的人工呼吸。需要在正压人工呼吸使心率和肤色恢复正常后，但仍出现严重呼吸抑制及母亲分娩前4h有注射麻醉药物史两个指征同时存在时应用。剂量为0.1mg／kg，经静脉、气管导管或肌肉、皮下给药，可重复给药。由于麻醉药药效时间通常比纳洛酮长，常需重复注射，以防呼吸暂停复发。

母亲为疑似吸毒或持续使用美沙酮镇静剂的新生儿不可用纳洛酮，否则会导致新生儿严重惊厥。

（6）脐静脉插管：脐静脉是静脉注射的最佳途径，用于注射肾上腺素或纳洛酮以及扩容剂和碳酸氢钠。可插入3.5F或5F的不透射线的脐静脉导管，导管尖端应仅达皮下进入静脉，轻轻抽吸就有回血流出。插入过深，则高渗透性和影响血管的药物可能直接损伤肝脏。务必避免将空气推入脐静脉。

2.复苏后的监护和处理室息缺氧可能会给患儿带来不可逆的神经系统损害，为减少并发症的出现，复苏后的监护仍至关重要，应加强对患儿体温、呼吸、面色、心音、末梢循环、哭声、眼神、意识状态、吸吮力、肌张力、神经反射、颅内压，以及大小便等多项指标的监测。

（1）注意保暖，使患儿处于36.5℃左右的中性温度，减少氧耗。

（2）如患儿自主呼吸稳定、肤色持续红润30 min后可试停氧气。

（3）若患儿反复出现呼吸暂停，可用氨茶碱静脉滴注，首次负荷量4~6 mg/kg，静脉滴注，12 h后给维持量2 mg/kg，每8~12 h给药1次。

（4）凡曾气管插管疑有感染可能者，或窒息患儿呼吸已近乎正常但两三天后病情恶化，又再次出现呼吸困难考虑可能为继发肺炎前兆时，都应选用有效的抗生素治疗。

（5）颅压高、脑水肿明显者，可给予20%甘露醇0.25~0.5 g/kg静脉滴注，每6~8 h 1次，之后逐渐减量。必要时也可应用地塞米松，0.5~1 mg/次静脉推注，病情好转后及时停药。

（6）重度窒息患儿，应适当推迟开奶时间，以防呕吐物误吸再次导致窒息；如无呕吐时，可抬高上半身，以利于胸廓的扩张，减少心脏负担；胃潴留严重，胃管喂养不能耐受者，可改为静脉补液50~60 ml/（kg·d），肾功能受损时适量减少液体入量。

（7）保持电解质和酸碱平衡，常规补充维生素K_1，排尿正常者第2天可加Na^+ 2~3 mmol/（kg·d），3 d后根据血钾测定结果，补K^+ 1~2 mmol/（kg·d），注意预防低血糖症、低血钙症及坏死性小肠结肠炎的发生。

第二节　新生儿缺氧缺血性脑病

【概述】

新生儿缺氧缺血性脑病（hypoxic ischemic encephalopathy，HIE）是指由于围产期窒息缺氧，造成包括特征性的神经病理及生理改变的脑的缺氧缺血性损害，在临床上表现为一系列脑病，甚至最终可遗留不同程度的永久性神经系统后遗症（如智力低下、脑性瘫痪、痉挛和癫痫等）。一切缺氧窒息的原因均可导致HIE，通常50%患儿由宫内缺氧窒息引发，分娩过程中窒息引发的占40%，余下10%为出生后缺氧导致。虽本病在早产儿发病率较高，但由于在活产新生儿中仍以足月儿占绝大多数，故临床上HIE仍以足月儿多见。2005年中华医学会儿科学分会新生儿学组制定了《新生儿缺氧缺血性脑病诊断标准》。

【诊断】

1.有明确的围生期缺氧的病史，如宫内窘迫、新生儿窒息，Apgar评分1 min≤3分，5 min≤6分；严重者Apgar评分≤3分并持续5 min以上。

2.出生时脐动脉血pH＜7.0。

3.出生后72 h内中枢神经系统异常，如意识障碍、肌张力降低、原始反射异常、频繁抽搐、呼吸不规则及瞳孔变化等。严重者出现多脏器功能障碍。

4.头颅B超或CT证实缺氧缺血性脑病。

5.排除其他引起神经系统症状和体征的疾病。

【治疗】

1.支持治疗

（1）窒息复苏后吸氧，遇呼吸困难、缺氧明显者，适当加大氧浓度和延长吸氧时间，使血氧分压（PaO_2）维持在50～70 mmHg；重度呼吸性酸中毒者，可行呼吸机辅助呼吸并拍摄胸片了解肺部病变性质；小剂量碳酸氢钠纠正酸中毒，维持正常pH值。

（2）维持良好的循环，保持心率和血压在正常范围。当心率＜120次/min、心音低钝，或皮肤苍白、肢端发凉（上肢达肘关节，下肢达膝关节），前臂内侧皮肤毛细血管充盈时间延长≥3 s时，应考虑缺氧缺血性心肌损害存在，可给予小至中剂量多巴胺2.5～5.0 g/（kg·min）静脉滴注，根据病情还可加用多巴酚丁胺和果糖。

（3）维持血糖的适当水平。为保证神经细胞代谢水平，降低脑损伤程度，HIE患儿的血糖应控制在正常值的高限5.0 mmol/L，可通过调整葡萄糖输入调节血糖，速度以6～8 mg/（kg·min）为宜。若患儿一般症状中无明显颅压增高、呕吐、腹胀和频繁惊厥等表现，应尽早经口或鼻饲糖水或奶，以防白天血糖过高，夜间血糖过低。

2.控制惊厥

HIE惊厥常在12 h内发生，止痉药首选苯巴比妥钠，负荷量为15～20 mg/kg缓慢静推或肌注，12 h后改为5 mg/（kg·d）维持量，分2次应用。若惊厥未能控制，也可在首次给药间隔15～20 min后追加用药，5 mg/（kg·次），直至最大负荷量达30 mg/kg；反复出现惊厥时可加用短效镇静剂，如水合氯醛溶液10～15 mg/kg（即10%水合氯醛溶液0.1～0.15 mL/kg）灌肠；必要时也可缓慢静推安定0.1～0.3 mg/（kg·次）。对呈现兴奋、易激惹的重度窒息患儿，也可早期应用苯巴比妥钠10～20 mg/（kg·次）。

3.限制液量和降低颅内压

出生后3d内，新生儿脑水肿较明显，静脉输液量应限制在$60\sim80\,mL/(kg\cdot d)$，速度控制在$3\,mL/(kg\cdot h)$左右，并保证所有液体在24h内匀速滴入；颅压增高多于生后4h出现，在24h左右表现最明显，若患儿生后第1天即表现前囟张力增加，可应用小剂量20%甘露醇$0.25\sim0.5\,g/kg$，每$4\sim6\,h$可重复给药1次，必要时还可加用呋塞米$0.5\sim1\,mg/kg$静注，力争使颅压在$2\sim3\,d$内明显降低。甘露醇应在症状改善后逐渐延长用药间隔时间，逐渐停药。对有肾功能损害者，应慎用甘露醇。对颅压增高同时合并。$PaCO_2$增高＞$70\,mmHg$者，可应用机械通气以减轻脑水肿。

4.其他

生后24h后即可开始应用促进神经细胞代谢的药物：①胞磷胆碱$100\sim125\,mg/d$，或丽珠赛乐（国产脑活素）$2\sim5\,mL/d$，加入50mL液体内静脉滴注，$10\sim14\,d$为1个疗程，上述两药可任选一种或合用。②复方丹参注射液$6\sim10\,mL/d$，分2次静脉滴注，能有效调节微循环，改善脑缺血区血液的供应，连用$10\sim14\,d$为1个疗程。合并颅内出血者，可静注或肌注维生素$K\,15\,mg/d$，连用$2\sim3\,d$；为有效清除氧自由基，可静脉滴注维生素$C\,0.5\,g/d$或口服维生素$E\,10\sim50\,mg/d$。

第三节　新生儿颅内出血

【概述】

新生儿颅内出血（intracranial hemorrhage of newborn，ICH）是由于产前、产时或产后胎儿或新生儿窒息、缺氧、产伤、维生素K缺乏等出血性疾病及医源性因素等引发的硬脑膜下、蛛网膜下腔、脑室周围-脑室内、脑实质和小脑等部位出血的疾病。临床以中枢神经系统兴奋或抑制为主要表现，是新生儿时期最严重的脑损害，死亡率高，预后差，存活者常留有不同程度的神经系统后遗症，如脑积水、脑性瘫痪、癫痫和智力低下等。

【诊断】

1.常有宫内、产时或产后窒息、缺氧、产伤或早产及低出生体重等病史。

2.一般临床表现为生后烦躁不安、脑性尖叫、颅内压增高、神经系统表现异常和四肢肌张力低下等症状，但不会导致昏迷，患儿可存活或进一步恶化至死亡。危重患儿常表现为意识障碍、呼吸暂停、瞳孔对光反射消失、凝视、肌张力严重低下或惊厥、体温波动和呼吸骤停。呼吸骤停可致突然死亡。

3.早产儿、低出生体重儿因缺氧所致的颅内出血多为脑室周围-脑室内出血、脑实质出血和小脑出血；足月儿产伤所致的出血多为硬脑膜下出血和蛛网膜下腔出血。

4.腰穿行脑脊液检查时，出血性或黄色脑脊液提示脑室内及蛛网膜下腔出血。新鲜脑脊液发现皱缩红细胞有诊断意义。硬膜下出血时，可做硬膜下穿刺。脑脊液为血性，可帮助诊断治疗，但并非所有颅内出血均有脑脊液改变，故脑脊液正常不能完全排除本病。

5.头颅B超、CT或MRI可显示出血部位及范围，在出血的前3 d头颅B超、CT检查敏感，但3 d后检查出血的最佳方法应为MRI。颅骨透照试验有助于硬膜下血肿、脑穿通畸形或脑积水的诊断。

6.连续观察头围变化有助于监测脑室体积的变化。出血量多时常伴有贫血表现。

【治疗】

1.支持治疗加强护理，注意保暖，保持安静，避免搬动，抬高患儿头肩部（15°~30°）。保持呼吸道通畅，缺氧时给予氧疗。保证热量及液量供给，并控制液量在60~80 mL/（kg·d），有呕吐者酌情加量，并补给一些含钠液。重症患儿开奶应延迟至生后24~48 h。胞磷胆碱125 mg/d，静脉滴注，连用10~15 d；或脑活素2~5 mb/次，静脉滴注，连用10 d；也可用1,6-二磷酸果糖250 mg/（kg·d），连用5~7 d，以营养脑细胞，恢复脑功能。

2.对症治疗

（1）止血：维生素K 15 mg/d，静脉注射或肌内注射，连用3~5 d；酚磺乙胺125 mg/kg静脉滴注，分几次，或巴曲酶0.2~0.5 KU肌内注射或静脉滴注，24 h后可再重复用药1次。维生素C、卡洛磺钠也可应用，有条件者可输鲜血或血浆10 mL/kg。

（2）控制惊厥：减少外界干扰，惊厥者给予镇静止痉药，如苯巴比妥钠，负荷量15~20 mg/kg静脉滴注或肌注，如未控制可间隔5~10 min后再追加5 mg/kg（最大负荷量为30 mg/kg），12 h后给维持量5 mg/（kg·d），分2次静注或肌注，连用3~5 d。或应用安定0.1~0.3 mg/kg，缓慢静推。

（3）降低颅内压：颅内压增高者，可给予呋塞米1 mg/kg，静脉注射，间隔6~8 h后可重复给药1次。严重时可加用地塞米松0.5 mg/（kg·次），12 h 1次，连用3 d；

乳白蛋白0.5g/（kg·次）静脉点滴，1～2次/d，做三联治疗。脑水肿严重，经以上治疗效果不佳时，可慎用20%甘露醇0.25～0.5g/kg，30min内静脉滴入，每6～8h1次。

3.脑积水的治疗

应用减少脑脊液生成的药物，如碳酸酐酶抑制剂乙酰唑胺15mg/（kg·d），或呋塞米1～2mg/（kg·d）。颅压高的硬膜下血肿患儿可行硬膜下穿刺。脑室周围—脑室内出血者发生进行性出血后脑室扩张且病程>4周时，可通过反复腰穿放出脑脊液，缩小脑室，防止脑积水的出现。梗阻性脑积水经药物治疗无效时，可考虑做脑室-腹腔分流术。

第四节　新生儿呼吸窘迫综合征

【概述】

新生儿呼吸窘迫综合征（neonatal respiratory distress syndrome，NRDS）是指缺乏肺泡表面活性物质，使呼气末肺泡萎陷，导致进行性肺不张，致使婴儿生后不久即出现进行性呼吸困难、呼气性呻吟、吸气性三凹征和呼吸衰竭等症状的疾病。主要见于早产儿，胎龄愈小发病率越高，胎龄37周者发病率<5%，3～34周者发病率为15%～30%，小于28周者发病率高达60%～80%。此外，母亲为糖尿病患者、剖宫产儿、双胎的第二婴和男婴NRDS的发生率也较高。因本病的主要病理特征为肺泡壁至终末细支气管壁上附有嗜伊红透明膜，故又称为肺透明膜病（hyaline membrane disease，HMD）。

【诊断】

1.多发生于早产儿，也可见于剖宫产儿，部分婴儿有窒息史，母亲有糖尿病、妊娠高血压综合征或产前流血史。

2.出生时多正常，生后6～12h内出现以进行性加重的呼吸困难，伴发青紫、呼气性呻吟、吸气性三凹征，肺部听诊呼吸音减低为主的临床表现。出生12h后出现呼吸窘迫，一般不考虑本病。

3.胸部X线片示两侧肺野普遍性透亮度减低，呈毛玻璃样改变，可伴有典型的支气管充气征，严重时呈白肺。

4.测定肺成熟度的检查，如泡沫试验、卵磷脂/鞘磷脂比值、磷脂酰甘油及胃液振荡试验等检查均提示肺组织尚未发育成熟。

5.血气分析pH、PaO_2降低，PaO_2增高。BE减少，CO_2CP下降时，提示存在代谢性酸中毒。

6.本病需与新生儿吸入性肺炎、湿肺、B族溶血性链球菌感染及急性呼吸窘迫综合征（acute respiratory distress syndrome ， ARDS）等疾病相鉴别。

【治疗】

1.一般治疗

注意保暖，做好口腔护理及清除咽部黏液，保持呼吸道通畅。加强体温、呼吸、心率血压和血气分析等的监测。保证足够营养和液体的摄入，第1天葡萄糖液体量控制在$60 \sim 80$ mL/（kg·d），以后可逐渐增至$120 \sim 150$ mL/（kg·d），需注意电解质的补充。病情好转后改为经口喂养，热能不足时辅以部分静脉营养。

2.对症治疗

（1）纠正酸中毒：酸中毒时可给予适量的碳酸氢钠溶液，具体剂量公式：5%碳酸氢钠量（mL）=BE负值×0.5×体重（kg），先给1/2量，稀释为1.4%后静脉滴注，之后根据血气结果等具体调整用量。

（2）维持血压和各脏器的灌注：中剂量多巴胺$5 \sim 10$ g/（kg·min）维持静脉滴注；为减轻心脏负荷，扩张肺血管，可用酚妥拉明$0.25 \sim 0.5$ mg/（kg·次），每$4 \sim 6$ h静脉滴注1次。

（3）关闭动脉导管：恢复期，如患儿突然出现青紫、呼吸困难、胸骨旁$2 \sim 3$肋间闻及收缩期或连续性杂音，应考虑合并动脉导管未闭。此时应严格限制液体大量，并给予利尿剂，如呋塞米；颈动脉导管仍不关闭者，可静脉注射抑制前列腺素E合成的药物吲哚美辛，首剂0.2mg/kg，第2、3剂0.1mg，/（kg·次），12 h 1次，共3次。吲哚美辛可致暂时性肾功能不全、一过性少尿，少数患儿可出现胃肠道出血，用药时应予注意。用药无效时可考虑手术结扎。

3.氧疗

改善机体缺氧状态，使：PaO_2维持在$50 \sim 70$ mmHg，以防高浓度氧对早产儿的视网膜发育造成影响。根据发绀程度选用鼻导管吸氧、面罩或头罩吸氧、持续呼吸道正压及常频机械通气。

4.肺表面活性物质（pulmonary surfactant，PS）替代疗法

PS替代疗法是治疗和预防NRDS的新方法，随着卫生状况改善和人民经济水平的提高，其应用越来越普及。有些医院已常规应用PS预防和治疗新生儿NRDS。

（1）肺表面活性物质的种类：目前的制剂有3种。①天然表面活性物质。从人羊水或动物肺（牛肺或猪肺）中提取的PS。②人工合成制剂。人工合成的二棕榈卵磷脂酰胆碱（dipalmitoyl phosphatidylcholine，DPPC）和磷脂酰甘油（phosphatidylglycerol，PG）按一定比例配方合成，疗效不太理想。③混合制剂。人工合成制剂中加入少量天然制剂，可提高疗效。3种制剂中以天然PS效果最好，但价格较昂贵，半衰期短（8～12 h），有时需应用2～3次。

（2）使用方法：NRDS一经确诊，PS应尽早使用（出生后24 h内），愈早用效果愈好。用替代疗法时，PS需从气管插管中注入，首次剂量100～200 mg/kg，因制剂不同，用药剂量不同，具体见药物说明书。为了使药液在各肺叶均匀分布，需边改变体位（分别为仰卧位、左侧卧位、右侧卧位和再仰卧位）边注入，每个体位注入1/4药量，之后还需应用复苏囊再加压通气1～2 min，以便药物尽可能地进入肺深部。PS起效快，大多患儿用药1～2 h后呼吸窘迫症状明显减轻，血气分析改善。给药次数应根据具体病情需要而定。

5.抗生素的应用

因NRDS多与B族溶血性链球菌感染性肺炎相似，不易鉴别，遇有症状患儿多主张给予青霉素20万～30万U/kg，分3～4次静滴或肌注。另外，行气管插管机械辅助呼吸的患儿，易继发感染，可选用三代头孢，如头孢他啶、头孢噻肟钠等予以预防。

（杨洪伟　曹建平）

第三章 遗传代谢性疾病

第一节 21-三体综合征

【概述】

21-三体综合征（21-trisomy syndrome）又称先天愚型或唐氏综合征，是由于第21号常染色体异常呈三体表现而引起的常染色体畸变的疾病。本病是人类最早且最常见的一种染色体疾病，男女均可发病，男女比为3:2，在活产婴儿中发病率为1/800。本病的发病率随孕妇年龄的增高而增加。

【诊断】

1.临床表现

（1）特殊面容：出生时即可表现。眼裂小、眼距宽、双眼外眦上斜，可有内眦赘皮；鼻梁低平，外耳小；硬腭窄小，常张口伸舌，舌胖大，流涎多；头小而圆，前囟大且关闭延迟，头发细软而少；颈短而宽，可有颈蹼。

（2）智能和体格发育迟缓：智力低下；身材矮小，四肢短；韧带松弛，关节可过度弯曲，髌骨脱位；肌张力低下，腹膨隆，可伴有脐疝；骨盆和外生殖器发育不良。

（3）手足表现：手指短粗，小指尤短，并只有一横褶纹，中指指骨短宽且向内弯曲，通贯掌，手掌三叉点向远端移位，指纹可全部为尺侧箕纹；足短小，足拇趾与第2趾间距离宽，呈"草鞋足"，皮纹为弓形。

（4）伴发畸形：如先天性心脏病、消化道畸形、甲状腺功能减退、白内障、气管与食管瘘等。

2.染色体分型诊断要点

（1）标准型：47，XX（或XY），+21。

（2）易位型：46，XX（或XY），-14，+t（14q21q）。

（3）嵌合型：46，XX（或XY）/47，XX（或XY），+21。

【治疗】

现无特效治疗药物，可试用 γ-氨酪酸、谷氨酸、叶酸、维生素B$_6$等，以促进智能的发育。

第二节 苯丙酮尿症

【概述】

苯丙酮尿症（phenylketonuria，PKU）是一种由于苯丙氨酸代谢途径中酶的缺陷而引起苯丙氨酸不能转变为酪氨酸，最终导致苯丙氨酸及其酮酸蓄积，并从尿中大量排出的常染色体隐性遗传的氨基酸代谢缺陷性疾病。本病主要有两型：①经典型。占98%，由于缺乏苯丙氨酸羟化酶（PAH）而发病。②四氢生物嘌呤（BH$_4$）缺乏型。占2%，由于缺乏鸟苷三磷酸环化水合酶（GTP-CH）、6-丙酮酰四氢蝶呤合成酶（6-PTS）、二氢蝶啶还原酶（DHPR）、甲醇胺脱水酶（CD）等引发。在我国，此病的发病率为1/16 500。近年来，随着我国开展应用末梢血对新生儿PKU进行筛查，此病开始治疗的时间已越来越早。

【诊断】

1.临床表现

（1）患儿出生时可正常，但生后不久出现喂养困难、呕吐、易激惹、多动和癫痫；3～4个月后可逐渐出现智力与运动发育的落后，全身和尿液散发出特殊的鼠尿臭味，常伴有湿疹，小头畸形，肌张力增加，皮肤白皙，毛发、虹膜颜色变浅，行为异常及震颤等。

（2）部分患儿可表现正常，仅见智力稍低下或不同程度的皮肤白皙。

2.辅助检查

（1）血苯丙氨酸浓度＞1.22 mmol/L，血酪氨酸正常或稍低，即可确诊为经典型。

（2）苯丙氨酸负荷试验，口服苯丙氨酸0.1 g/kg，血苯丙氨酸浓度＞1.22 mmol/L，血酪氨酸不升高。

（3）尿液中新蝶呤及生物蝶呤的测定。在PHA缺乏时新蝶呤与生物蝶呤均增加；在GTP-CH缺乏时新蝶呤与生物蝶呤均减少；在6-PTS缺乏时新蝶呤增加；在DHPR缺乏时生物蝶呤增加。

（4）四氢生物嘌呤（BH$_4$）负荷试验，餐前半小时口服BH$_4$20 mg / kg，4 h后原升高的血苯胺酸浓度明显下降，可确诊为BH$_4$缺乏型。

（5）外周血中的红细胞、白细胞内或皮肤成纤维细胞内GTP-CH、6-PTS或DHPR活性低下。

（6）分子生物方法进行基因诊断，确定PAH或DHPR的基因缺陷。

具有辅助检查中的1项，同时具有临床表现之一者，排除一过性高苯丙氨酸血症与苯谷丙转氨酶缺乏症，可确诊为本病。

【治疗】

1.饮食治疗

主要是食用低苯丙氨酸食物，如对小婴儿应喂养低苯丙氨酸的奶粉，需加辅食时也应食用蔬菜、水果和淀粉类等含蛋白质较少的食物。饮食疗法开始越早，治疗效果越好。

（1）治疗时间：低苯丙氨酸饮食至少应坚持至10岁以上，有条件者可延长至青春期。若女性患儿今后有生育打算，饮食疗法应坚持至生育年龄后。

（2）苯丙氨酸的需要量：低苯丙氨酸并不代表无苯丙氨酸，因苯丙氨酸有促进神经系统发育的作用，故在日常的饮食中还应适当地补充。

苯丙氨酸具体需要量为：2个月内50～70 mg /（kg·d），3～6个月40～60 mg /（kg·d），6个月至1岁30～50 mg /（kg·d），1-2岁20～40 mg /（kg·d），2-3岁20～30 mg /（kg·d），4岁以上10～30 mg /（kg·d），以维持血苯丙氨酸浓度在0.24～0.61 mmol / L为宜。每100 mL人乳中含苯丙氨酸40 mg，每100 mL牛奶中含苯丙氨酸50 mg，每100 g鸡蛋中含苯丙氨酸715 mg，每100 g麦面粉中含苯丙氨酸487 mg。

2.药物治疗

主要适用于BH$_4$缺乏症的患儿，如对DHPR或CD缺陷的患儿，可口服左旋多巴，剂量为30～50 mg /（kg·d）及5-羟色氨酸3～8 mg /（kg·d），均分3～4次口服。对6-PTS或GTP-CH缺陷的患儿，除口服左旋多巴和5-羟色氨酸外，同时需口服四氢生物蝶呤2～5 mg / kg。

第三节　肝豆状核变性

【概述】

肝豆状核变性（hepatolenticular degeneration，HLD）又称威尔逊病（wilson's disease），是P型铜转运ATP酶缺陷，引起铜蓝蛋白形成障碍的常染色体隐性遗传性疾病。因存在铜大量沉积于肝、脑、肾和角膜等组织，故临床可表现一系列组织被损害症状。本病主要见于7—12岁儿童中，我国的发病率为$1/（50万~100万）$，在近亲结婚子女中发病率增高。根据临床表现，本病可分为肝病型、神经型和混合型3种。一直以来，人们常将本病误认为是铜蓝蛋白缺陷所导致，但现已证实此病患儿中铜蓝蛋白的基因并无异常。

【诊断】

1.早期表现：①有急性肝炎、肝硬化的表现。②神经系统主要呈锥体外系功能障碍的表现，如震颤、不自主运动、言语障碍、精细运动困难、精神障碍、肌张力改变和痉挛等。③溶血性贫血。④骨关节症状，如骨骼畸形、关节疼痛，X线显示有骨质疏松及佝偻病、退行性骨关节病等表现。⑤有血尿、蛋白尿，或有肾小管酸中毒。

2.特有体征：角膜K-F环阳性。

3.铜代谢异常：①血清铜蓝蛋白$<200\,mg/L$。②血清铜氧化酶活性<0.15光密度。③血铜总量与游离铜减低，血中非铜蓝蛋白结合铜增加。④尿铜排泄量$>100\,\mu g/24\,h$。⑤肝铜$>100\,\mu g/L$干重；⑥培养的皮肤成纤维细胞内铜含量高于正常人。⑦放射性铜测定，静脉注射同位素$^{64}C_u$后，患儿血$^{64}C_u$下降缓慢，且无第2次上升。

4.头颅CT和MRI检查：CT检查初期无异常，之后可见豆状核及尾状核等部位有低密度区；病情严重者，可见脑室扩大和弥散性脑萎缩。MRI检查较CT敏感，大脑灰质和白质等多处都可见局限性病灶，尤以灰质明显，在豆状核、尾状核、中脑和小脑均有两侧对称性病灶。

5.基因诊断：检测P型铜转运ATP酶基因有无突变，或进行限制性片段长度多态性分析，可用于产前诊断或症状前诊断。

6.本病需与范可尼综合征、慢性肾脏疾病和肝炎后肝硬化等疾病相鉴别。

【治疗】

1.低铜饮食

避免食用含铜过高的食物，如动物肝脏、贝壳类海鲜、坚果、蘑菇和巧克力等。

如当地饮用水含铜量高，可饮用去除矿物质的净化水。

2.促进铜排泄

（1）D–青霉胺：是目前最常用的药物，可络合铜离子使其转化为可溶性物质经尿液排出。剂量为20mg／（kg·d），分2～3次口服。一般10岁以下儿童全日量为0.5～0.75 g，年长儿为0.8～1.0 g。因青霉胺可能拮抗维生素B$_6$，故应同时口服维生素B$_6$，20～30 mg／d。该药的不良反应有皮疹、血小板减少、肾病、关节炎和血尿等，服用时应定期复查血象、尿常规，并监测尿铜，在第1年内每日尿铜排出量应＜2mg。通常在治疗数周后神经系统症状即可改善，但肝功能好转常需坚持治疗3～4个月。

（2）三乙烯四胺：本药的作用与D–青霉胺相似，其不良反应较轻，但效果不如青霉胺，适用于D–青霉胺不耐受者，剂量为0.5～2.0g／d。

（3）连四硫代钼酸铵：为高效铜络合剂，可短期内改善症状。

（4）二乙基二硫代氨基甲酸钠：可增加粪便铜的排泄，一般用量为0.5g／d，分3～4次口服。重症可采用肌内注射，首次剂量为25mg／kg，24 h内总量不应超过100mg／kg。因该药呈弱酸性，故需与碳酸氢钠同时应用，以减少胃肠刺激反应。

3.减少铜吸收

常应用锌制剂，可促使肝和肠黏膜细胞合成分泌金属硫因，与铜离子结合后减少肠道铜的吸收。

（1）补充锌的剂量：常以元素锌来计算。如儿童体重＜45kg，服用元素锌25mg／次，3～4次／d；如儿童体重＞45kg，服用元素锌50mg／次，3～4次／d。

（2）常用药物：常用硫酸锌（每100mg含元素锌20mg），儿童用量一般为0.1～0.2g／次，年长儿为0.3g／次，口服3次／d。少数患儿用药后可出现恶心、呕吐、腹泻或肢体发麻等不适反应，但不影响用药。其他药物还有醋酸锌、葡萄糖酸锌等，消化道反应都较小。应用锌剂治疗期间，应避免食用面包及含植酸、粗纤维较多的食物，以促进锌的吸收。

4.对症治疗

有锥体外系症状时，可应用左旋多巴、苯海索、氟哌利多醇或东莨菪碱等药物治疗。对肝、肾、造血和骨关节等病症可按具体病情适当处理。当患儿出现急性肝功能衰竭或失代偿性肝硬化，经上述治疗无效时，可考虑进行肝移植。

（杨洪伟　高海艳）

第四章　免疫性疾病

第一节　风湿热

【概述】

风湿热（rheumatic fever）是常见的风湿性疾病，病因不明，多认为与遗传学背景下受到感染原刺激有关。0.3%～3% A组乙型溶血性链球菌咽峡炎患儿日后可发生本病。其病理以自身免疫功能异常，导致全身性结缔组织和胶原纤维的非化脓性炎症改变为特点。临床主要表现为心肌炎、游走性关节炎、舞蹈病、环形红斑和皮下小结，可反复发作。本病好发年龄为6—15岁，一年四季均可发病，以冬、春季多见，无性别差异。目前风湿热的发病率已明显下降，且病情明显减轻。

【诊断】

1.主要指标：①心肌炎。②关节炎。③舞蹈病。④环形红斑。⑤皮下小结。

2.次要指标：①既往有风湿热史。②关节痛。③发热。④急性期反应物增高。⑤I度房室传导阻滞。

3.确诊依据：2条主要指标或1条主要指标加2条次要指标加近期A族链球菌感染的证据：近期患猩红热，或抗链球菌溶血素O（ontistreptohsin O）或其他抗链球菌抗体滴度升高，或咽培养A族溶血性链球菌阳性。

【治疗】

1.卧床休息

休息期限取决于心脏受累程度和心功能状态，一般无明显心脏受累者大约1个月；有心脏受累者需2～3个月：心脏扩大伴心力衰竭者，需6个月左右方可逐渐恢复正常活动。

2.饮食

应给予容易消化，富含蛋白质、糖类及大量维生素C的饮食，宜少量多餐。有充血性心力衰竭者可适当限制盐及水分。应用糖皮质激素的患儿应适当限制食盐。

3.清除链球菌感染

肌注青霉素80万U，2次/d，疗程10～14 d；或1次肌注苄星青霉素G 120万U；如不能用青霉素时，可用红霉素30mg/（kg·d），分3～4次口服，连用10 d。

4.抗风湿药物

常用阿司匹林及肾上腺皮质激素。肾上腺皮质激素作用强，心肌炎伴有心力衰竭者，首选肾上腺皮质激素，多可挽救危重患者生命。多发性关节炎者首选阿司匹林。对于舞蹈病，两者均无明显效果。风湿热初次发作大多于9～12周自行消退，抗风湿药物只能起到抑制炎性反应作用，故疗程至少9～12周或更长，并视病情轻重而定。

（1）阿司匹林：剂量为80～100mg/（kg·d），用量不超过3～4g/d，少数病例需增加到120 mg/（kg·d），每间隔6 h 1次，分4次口服，如效果不明显或出现中毒反应，宜测血清阿司匹林浓度，并调节剂量，将阿司匹林水平保持在20～25mg/d，以避免发生中毒反应。开始剂量用至体温下降，关节症状消失，血沉、C反应蛋白及白细胞下降至正常，大约2周后减为原量的3/4，再用2周左右，以后逐渐减量至完全停药。单纯关节炎者，一般用药4～6周，有轻度心肌炎者用药12周。主要不良反应有鼻咽及胃肠道出血。如有耳鸣、听力障碍应减量，发生酸中毒及精神症状者应停药。饭后服用阿司匹林，可减少恶心、呕吐等胃肠道症状。如仍不能耐受可改用肠溶片。阿司匹林与抗酸药合用可使其疗效降低。阿司匹林片可引起肝细胞损害、转氨酶升高等中毒性肝炎表现。

（2）泼尼松：剂量为2mg/（kg·d），分3～4次口服，对于严重心肌炎者可提高至100mg/d，开始用量持续2～3周，以后缓慢减量，至12周完全停药，或在停泼尼松的前1周，加用阿司匹林治疗，继用6～12周，时间可视病情而定。应用泼尼松的患儿，可出现肥胖、满月脸、多毛、痤疮等不良反应，停药后均可消失。其他尚有高血压、糖尿病、精神异常、惊厥、消化性溃疡、骨质疏松、感染扩散及发育迟缓等。

应用肾上腺皮质激素和（或）阿司匹林治疗后，停药或减量时常出现反跳现象，多在减量或停药2周内出现，轻者表现为关节痛、发热、出现心脏杂音、血沉增快及C反应蛋白转阳性；重者可出现心包炎、心脏扩大及心力衰竭。轻症通常于数日内自愈，很少需要用药；重症需要再加用阿司匹林。

5.舞蹈病的治疗

主要采用对症治疗及支持疗法。环境安静，避免刺激。轻症可用苯巴比妥钠、安定等镇静剂。水杨酸促肾上腺皮质激素疗效不显著。氟哌利多醇与苯海索联合用药可较快控制舞蹈动作，并减少氟哌利多醇的不良反应，效果较好。

6.心力衰竭的治疗

有充血性心力衰竭时应视为心肌炎发作，及时给予大剂量静脉注射糖皮质激素，如氢化可的松或甲泼尼龙，1次/d，剂量为$10 \sim 30$ mg/kg，连用$1 \sim 3$次。多数情况在用药后$2 \sim 3$d即可控制心力衰竭，应慎用或不用洋地黄制剂，以免发生洋地黄中毒。应予低盐饮食，必要时氧气吸入和给予利尿剂和血管扩张剂。

7.慢性心瓣膜病的治疗

除临床上仍表现活动性需给抗风湿药物治疗外，对无风湿活动者，治疗时应考虑以下几个方面。①控制活动量。②洋地黄长期治疗：有慢性充血性心力衰竭者长期口服洋地黄，要随时调整剂量，保持有效维持量。③扁桃体摘除：如有扁桃体炎，于风湿热控制后可摘除扁桃体，在手术前$2 \sim 3$d及术后$1 \sim 2$周注射青霉素，以防止发生感染性心内膜炎。④手术治疗：在瓣膜严重损害时，可做瓣膜成形术或置换术。

第二节　幼年特发性关节炎

【概述】

幼年特发性关节炎（juvenile idiopathic arthritis，JIA）是指16岁以下儿童持续6周以上的不明原因关节肿胀的疾病，多伴有全身多系统受累，是小儿致残和失明的首要原因。目前，对这一类疾病尚无统一的分类标准。在美国称为"幼年类风湿关节炎"（juvenile rheumatoid arthritis，JRA），而在欧洲则称为"幼年慢性关节炎"（juvenile chronic arthritis，JCA）。这两者包含的内容亦不一样。为了便于国际协作组对这类疾病的免疫遗传学、流行病学、转归和治疗方案实施等方面进行研究，国际风湿病学会联盟儿科常委专家组（international league of Associations for rheumatology，ILAR）经过多次讨论，将儿童时期不明原因的持续6周以上的关节肿胀统一定名为幼年特发性关节炎（juvenile idiopathic Arthritis，JIA），从而取代了幼年类风湿关节炎和幼年慢性关节炎这2个分类标准。

【诊断】

1.全身型幼年特发性关节炎：每月发热至少2周以上，伴有关节炎，同时伴随以下一项或更多症状。①短暂的、非固定的红斑样皮疹。②全身淋巴结肿大。③肝、脾肿大。④浆膜炎。应除外下列情况：①银屑病患者。②8岁以上HLA-B27阳性的男性关节炎患儿。③家族史中一级亲属有HLA-B27相关的疾病（强直性脊柱炎、与附着点炎症相关的关节炎、急性前葡萄膜炎或骶髂关节炎）。④2次类风湿因子阳性，2次间隔时间为3个月。

2.少关节型幼年特发性关节炎：发病最初6个月1~4个关节受累。有两个亚型：①持续性关节型JIA，整个疾病过程中关节受累数≤4个。②扩展性关节型JIA，病程6个月后关节受累数达≥5个。应除外下列情况：①银屑病患者。②8岁以上HLA-B27阳性的男性关节炎患儿。③家族史中一级亲属有HLA-B27相关的疾病（强直性脊柱炎、与附着点炎症相关的关节炎、急性前葡萄膜炎或骶髂关节炎）。④2次类风湿因子阳性，2次间隔为3个月。⑤全身型JIA。

3.多关节型幼年特发性关节炎（类风湿因子阴性）：发病最初的6个月，5个以上关节受累，类风湿因子阴性。应除外下列情况：①屑病患者。②8岁以上HLA-B27阳性的男性关节炎患儿。③家族史中一级亲属有HLA-B27相关的疾病（强直性脊柱炎、与附着点相关的关节炎、急性前葡萄膜炎或骶髂关节炎）。④2次类风湿因子阳性，2次间隔为3个月。⑤全身型JIA。

4.多关节型幼年特发性关节炎（类风湿因子阳性）：发病最初6个月5个以上关节受累，伴类风湿因子阳性。应除外下列情况：①银屑病患者。②8岁以上HLA-B27阳性的男性关节炎患儿。③家族史中一级亲属有HLA-B27相关的疾病（强直性脊柱炎、与附着点炎症相关的关节炎、急性前葡萄膜炎或骶髂关节炎）。④全身型JIA。

5.银屑病性幼年特发性关节炎：1个或更多的关节炎合并银屑病，或关节炎合并以下任何2项。①指（趾）炎。②指甲凹陷或指甲脱离。③家族史中一级亲属有银屑病。应除外下列情况：①8岁以上HLA-B27阳性的男性关节炎患儿。②家族史中一级亲属有HLA-B27相关的疾病（强直性脊柱炎、与附着点炎症相关的关节炎、急性前葡萄膜炎或骶髂关节炎）。③2次类风湿因子阳性，2次间隔为3个月。④全身型JIA。

6.与附着点炎症相关的幼年特发性关节炎：关节炎合并附着点炎症，或关节炎或附着点炎症，伴有下列情况中至少2项。①骶髂关节压痛或炎症性腰骶部及脊柱疼痛，而不局限在颈椎。②HLA-B27阳性。③8岁以上发病的男性患儿。④家族史中一级亲属有HLA-B27相关的疾病（强直性脊柱炎、与附着点炎症相关的关节炎、葡萄膜炎或骶髂关节炎）。应除外下列情况：①银屑病患者。②2次类风湿因子阳性，2次间隔为3个月。③全身型JIA。

7.未定类的幼年特发性关节炎：不符合上述任何1项或符合上述2项以上类别的关节炎。

【治疗】

1.非甾体类抗炎药

（1）阿司匹林：剂量为80 mg /（kg·d），但对年长儿及体重较大的患儿，总量不超过3.6 g / d。保持血浓度在200～300 mg / d。待病情缓解后逐渐减量，以最低有效量长期维持，可持续数年。治疗过程中应注意有无阿司匹林的毒性反应，如胃肠道刺激症状、耳鸣、出汗、易激惹和换气过度等，严重者可出现呼吸性碱中毒和代谢性酸中毒。还有支气管痉挛、荨麻疹及肝功能异常等。因此，用药过程中应定期复查肝功能，长期用药者还应监测尿常规，注意有无肾脏功能损害。

（2）萘普生：15～20 mg /（kg·d），分2次使用。

（3）布洛芬：30～40 mg /（kg·d），分4次口服。对全身型患儿需要选用较大剂量，40 mg /（kg·d）才能控制发热。对JRA安全有效，小儿易耐受。

（4）灭痛定：25～30 mg /（kg·d），分3次口服。

（5）双氯芬酸钠（扶他林）：0.5～3 mg /（kg·d），分3～4次口服。

（6）吲哚美辛：1～3 mg /（kg·d），分3～4次口服。对全身型控制发热有效。但不良反应较大，不宜给小儿长期使用。

2.缓解病情

抗风湿药物本类药物作用缓慢，常需数周至数月方能见效，且毒性较大，故适用于长期病情未能得到控制，已有关节骨质疏松破坏患者。

（1）口服金制剂（瑞得）：0.1～0.2 mg /（kg·d），一次顿服。最大剂量不超过9 mg / d。不良反应为皮疹、口腔溃疡、腹痛和腹泻，偶见白细胞及血小板减少、蛋白尿及血尿等。故用药期间应定期查血、尿常规及肾功能。

（2）青霉胺：10 mg /（kg·d），最大量不超过750 mg / d，分2次口服，不良反应为发热、皮疹、白细胞减少和蛋白尿。

（3）羟氯喹：5~6mg/（kg·d），最大量不超过200mg/d，一次顿服。长期用药应监测视力及定期查血象，注意有无白细胞减少。

（4）偶氮磺胺吡啶：50mg/（kg·d），最大量不超过2g/d。开始时为避免过敏反应宜从小剂量10mg/（kg·d）开始，在1~2周内加至足量。不良反应包括头痛、皮疹、恶心、呕吐、溶血以及抑制骨髓等。用药过程中应定期查血象。

3.肾上腺皮质激素

（1）多关节型：对非甾体抗炎药物和缓解抗风湿药物未能控制的严重患儿，加用小剂量泼尼松0.1~0.2mg/d隔日顿服，可使原来不能起床或被迫坐轮椅者症状减轻，恢复基本正常的生活。

（2）全身型：若发热和关节炎未能为足量非甾体类抗炎药物所控制时，可加服泼尼松0.5~1mg/（kg·d）（≤40mg/d）一次或分次服用。一旦体温得到控制时即逐渐减量至停药。合并心包炎者，则需大剂量泼尼松治疗，剂量为2mg/（kg·d），宜分3~4次口服，待控制后逐渐减量至停药，或用甲泼尼龙冲击，剂量为10~30mg/（kg·d），1次/d，连续3d或隔日1剂，连用3剂，效果较好。

（3）少关节型：一般不主张用激素全身治疗，对单个关节如膝关节大量积液的患儿，除用其他药物全身治疗外，可在关节腔内抽液后注入醋酸氢化可的松或地塞米松，以解除疼痛，防止再渗液，并有利于恢复关节功能。

（4）虹膜睫状体炎：轻者可用扩瞳剂及肾上腺皮质激素类眼药水滴眼。对严重影响视力患者，除局部注射激素外，需加用泼尼松每日口服，继以隔日顿服。虹膜睫状体炎一般对泼尼松很敏感，无需服用大剂量，一些患儿服用2~4mg/d即可见效。

4.免疫抑制剂

（1）甲氨蝶呤：剂量为每周10mg/m²口服，如口服效果不好或出现恶心、呕吐及转氨酶增高，可改为皮下注射。对治疗多关节型安全有效。

（2）头孢菌素A：剂量为3~5mg/（kg·d），分2次服用。

（3）其他免疫抑制剂可选用环磷酰胺和硫唑嘌呤。应用上述药物时应定期查血常规和肝功能。

5.生物学制剂

近年应用可溶性TNF-α受体p75融合蛋白及TNF-α单克隆抗体，治疗多关节型

JRA取得了较好疗效。

6.自体干细胞移植

对一些严重的自身免疫疾病对常规治疗效果不好者，可试用骨髓移植。

7.中药

可应用尪痹冲剂和青藤碱制剂，如正清风痛宁。雷公藤总苷对本病的效果尚待进一步探讨，且毒性大，应慎用。

8.矫正手术

为减少粘连性腱鞘炎和腕背肌腱破裂的危险，可进行腱鞘切除术。滑膜肥厚、关节疼痛而致关节活动受限者可行滑膜切除术，以改善关节活动功能。对严重髋和膝关节受累的患儿，至青春后期骨骼生长发育停止后，可行关节置换术。

第三节 过敏性紫癜

【概述】

过敏性紫癜（anaphylactoid purpura）又称亨－舒综合征（Henoch-Schenlein purpura，HSP），是指以小血管炎为主要病变的系统性血管炎。临床表现为血小板不减少性紫癜，常伴关节肿痛、腹痛、便血、血尿和蛋白尿。本病多发生于2-8岁的儿童，男孩多于女孩，一年四季均可发病，以春、秋季居多。

【诊断】

1.起病前1~3周常有上呼吸道感染史。

2.反复出现紫癜，多见于四肢及臀部，对称分布，高出皮肤，压之不褪色，最终呈棕褐色消退。

3.皮肤紫癜同时可伴有急性腹痛等胃肠道症状；关节疼痛、肿胀、活动受限等症状；肾脏受损症状之一项或多项。

4.血小板正常。组织切片显示小静脉和小动脉周围有中性粒细胞浸润。

【治疗】

1.一般治疗

急性期应卧床休息。要注意液体和营养物质的摄入，保持电解质平衡。虽有消化道出血，但仅大便潜血阳性者，如腹痛不重，可食用流食。

2.对症治疗

有荨麻疹或血管神经性水肿时，应用抗组胺药物和钙剂。近年来有报道选用H受体阻滞剂，如西咪替丁20～40mg／（kg·d），分2次加入葡萄糖溶液中静脉滴注，1～2周后改为口服，15～20mg／（kg·d），分3次服用，连用1～2周。有腹痛者，应用解痉药物；有明显消化道出血时，应禁食。如有明显感染者，应给予有效抗生素。注意寻找和避免接触过敏原。

3.抗血小板凝集药物

常用阿司匹林，剂量为3～5mg／（kg·d），或25～50 mg／d，1次／d口服；也可用潘生丁3～5mg／（kg·d），分次服用。

4.抗凝治疗

肝素120～150 U／kg加入10%葡萄糖溶液100 mL中，静脉滴注，1次／d，连用5d；或肝素钙10 U／（kg·次），皮下注射，2次／d，连用7 d，均能防止紫癜性肾炎的发生。也有人推荐使用尿激酶。

5.肾上腺皮质激素

有单独皮肤或关节病变时，无须使用肾上腺皮质激素。以下几种情况为应用激素的指征：①有严重消化道病变，如消化道出血时，可服泼尼松1～2 mg／（kg·d），分次口服，或用地塞米松、甲泼尼龙静脉滴注，症状缓解后即可停用。②表现为肾病综合征者，可用泼尼松1～2 mg／（kg·d），疗程不少于8周。③急进性肾炎可用甲泼尼龙冲击治疗，剂量同狼疮性肾炎。激素治疗无效果者，可加用免疫抑制剂，如环磷酰胺。

6.透析

有肾功能衰竭者，可采用血浆置换和透析治疗。

7.其他治疗

对严重病例，可选用大剂量丙种球蛋白冲击治疗，剂量为400 mg／（kg·d），静脉滴注，连用2～3 d。也可用钙通道拮抗剂，如硝苯地平0.5～1.0 mg／（kg·d），分次服用。非甾体抗炎药，如吲哚美辛2～3mg／（kg·d），分次服用，有利于血管炎的恢复。中成药，如贞芪扶正冲剂、复方丹参片、银杏叶片等，可连用3～6个月，以补肾益气、活血化瘀。对急进性肾炎可采用血浆置换疗法。

第四节 川崎病

【概述】

川崎病（kawasaki disease）又称小儿皮肤黏膜淋巴结综合征（mucocutaneous lymph node syndrome，MCLS），20世纪60年代初在日本发现，1967年首先由日本川崎富作报道50例，故称为川崎病。以后在世界各地均有报道。目前川崎病已成为小儿后天性心脏病的主要病因之一。本病好发于2个月至8岁的小儿，2岁以内发病的婴幼儿占半数以上，4岁以内者达80%以上。男女之比为1.6:1。本病一年四季均可发病，以3~9月份最多，无明显地区限制。本病一般为自限性疾病，病程多在6~8周，但有心血管症状者，病程可持续数月至数年。

【诊断】

日本川崎病研究委员会于1984年提出了诊断标准：6条主要症状中满足5条可确诊（不能被其他已知疾病解释）。

1.不明原因发热，持续5 d或更久。

2.双侧眼结膜充血。

3.口腔及咽部黏膜弥漫充血，唇发红及干裂，并呈"杨梅"舌。

4.发病初期手足硬肿和掌趾发红，以及恢复期指（趾）端膜状脱皮。

5.躯干部多形性红斑，但无水疱及结痂。

6.颈淋巴结非化脓性肿胀，直径达1.5 cm或以上。

如二维超声或冠状动脉造影查出冠状动脉扩张或冠状动脉瘤，则有4条主要症状即可确诊。对临床持续发热，不能满足现行MCLS诊断标准，具有一项或多项上述临床特点且不能以其他发热疾病解释者，应尽早做心脏彩超检查，并注意寻找MCLS的其他特征，以便尽早确诊。有人认为，当临床出现上述表现时，即使还未构成确诊的5条标准，需要时也可尽早给予丙种球蛋白治疗。

【治疗】

1.阿司匹林

通过抑制环氧化酶，减少前列腺素生成，从而阻断血小板产生血栓素A_2，故具有抗炎、抗凝作用，为治疗本病的首选药。①日本方法：口服30~50 mg/（kg·d），热退后10~30 mg/（kg·d），一般持续用药至症状消失，血沉正常，需3个月。

②欧美方法：口服100mg／（kg·d），以达到有效血浓度，持续服药至病程第14 d，以后3～5mg／（kg·d）至病程6～8周。③国内多采用两者的中和剂量30～50 mg／（kg·d），分2～3次服用，退热后3d逐渐减量，2周左右减至3～5mg／（kg·d），维持6～8周。

2.大剂量静注丙种球蛋白（IGIV）

（1）适应证：多采用原田计分法判断。①白细胞计数＞12×10^9／L。②血小板＞35×10^9／L。③CRP强阳性（＞40 mg／L）。④红细胞压积＜0.35。⑤血浆蛋白＜35g／L。⑥年龄≤12个月。⑦性别为男性。发病7d内计分，每项1分。分数4分以上者可应用IGIV，治疗越早，效果越好。

（2）使用方法：①丙种球蛋白400mg／（kg·d），用5%葡萄糖溶液配成5%的浓度静脉滴注，连用5d。②丙种球蛋白1g／（kg·d），静脉滴注，如体温24h后仍未下降，则再用1剂，多数患儿单剂即可奏效。③丙种球蛋白2g／kg，10～12 h 内静脉滴注。无论采用以上哪种方法均需同时服用阿司匹林。有人认为第2种方法较经济实用，但目前国际上多推荐使用第3种方法。

（3）使用注意事项：应用IGIV时注意，必须在发病10 d 内应用才能防止发生冠状动脉病变；应用中可出现轻度心衰、发热、皮疹等不良反应，需密切观察。

3.肾上腺皮质激素

肾上腺皮质激素具有很强的抗炎、抗过敏和退热作用。日本曾有报道，泼尼松治疗MCLS冠状动脉扩张的远期恢复优于丙球治疗组。

对于IGIV治疗效果不明显的患儿，可在应用IGIV的基础上加用甲泼尼龙，剂量为20～30mg／（kg·d），加入5%葡萄糖溶液150～250mL中稀释后静脉滴注，1～3 d后改泼尼松口服至热退，在3周内应逐渐减量停药。

4.其他疗法

（1）抗凝治疗：阿司匹林一般用至血沉、CRP和血小板恢复正常后停药；无冠状动脉损伤者，用药6～8周后可停药。于6个月和1年时复查超声心动图。

（2）动脉瘤治疗：有冠状动脉瘤者，需长期服用阿司匹林3～5mg／（kg·d），直至动脉瘤消退或更长时间。对阿司匹林不耐受者，可应用潘生丁3～6mg／（kg·d），分2～3次口服。对患有较大冠状动脉瘤或多发性动脉瘤者，以上两药须无限期地服用。

（3）外科治疗：对于有严重冠脉病变者，可行冠脉成形术、气囊扩张或放支架；对有冠脉闭塞者，可行冠脉搭桥术。

（4）控制感染：对有继发感染的患儿，可应用抗生素；对出现心衰、休克或心律失常者，采取其他相应对症治疗。

（杨洪伟　孙　蒙　徐　慧）

第五章 感染性疾病

第一节 幼儿急疹

【概述】

幼儿急疹（exanthema subitum）又称婴儿玫瑰疹，是由于感染人类疱疹病毒6型或7型而导致的婴儿发疹性热病。主要特征是患儿持续高热3～5 d，热退疹出。本病男女均可发病，以6～18个月的婴幼儿多见，3岁后较少发病。

【诊断】

1. 临床表现为突然高热，体温可达39～40℃，其间精神、食欲等一般情况尚可，上呼吸道症状轻，可出现高热惊厥。高热持续3～5 d后，体温骤降，热退疹出，皮疹呈红色斑疹或斑丘疹，主要分布在躯干、颈部及上肢，疹间有3～5 mm正常皮肤间隙。皮疹多在2～3 d消失，无色素沉着及脱屑等改变。

2. 起病第1 d外周血中白细胞计数多有增加，以中性粒细胞为主，2～3 d后白细胞开始下降，淋巴细胞相对增多。

3. 外周血中或脑脊液中分离出HHV-15或HHV-7，或血清或脑脊液中HHV-15或HHV-7的IgM抗体阳性，或恢复期血清或脑脊液中HHV-6或HHV-7的DNA或IgG抗体较急性期有4倍以上增高者可确诊。

4. 本病需与麻疹、风疹、肠道病毒感染及药物疹等疾病相鉴别。

【治疗】

1. 一般治疗

注意休息，多饮水，食用清淡的饮食，必要时可应用清热解毒的中成药。

2. 对症治疗

（1）退热：因多为高热，需药物治疗。可口服对乙酰氨基酚或布洛芬，也可给予退热栓肛门塞入，根据病情4～6 h可重复用药，但应避免用药量过大，引起体温骤降、多汗甚至虚脱。

（2）止痉：发生高热惊厥者，可予以安定$0.3 \sim 0.5\,mg／kg$缓慢静推，或苯巴比妥$10\,mg／kg$静脉注射，用于镇静、止痉。

3.抗病毒治疗

（1）更昔洛韦：剂量为$5\,mg／（kg \cdot 次）$，静脉滴注，每$12\,h$用药1次，连用$2 \sim 4$周。

（2）膦甲酸钠：剂量为$20\,mg／（kg \cdot d）$，静脉滴注，连用$2 \sim 4$周。

（3）干扰素：α－干扰素，10万$U／（kg \cdot 次）$，肌内注射，隔日1次，连用$2 \sim 4$周。

第二节　麻　疹

【概述】

麻疹（measles）是麻疹病毒感染所致的小儿常见呼吸道传染病。以发热、上呼吸道炎、结膜炎、口腔麻疹黏膜斑及皮肤特殊性斑丘疹为主要临床表现。本病传染性强，易并发肺炎。病后免疫力持久，大多为终身免疫。多见于1—5岁的儿童，我国自20世纪60年代广泛应用减毒活疫苗进行计划免疫以来，其发病率已明显降低。但近年来有报道指出，年长儿、青少年以及小婴儿发病率有增多的趋势。

【诊断】

1.诊断依据

（1）早期有发热、喷嚏、流涕、流泪、畏光等卡他症状，口腔黏膜见到麻疹黏膜斑。患儿在发病前$2 \sim 3$周有麻疹接触史。

（2）持续发热$3 \sim 4\,d$开始出现淡红色斑丘疹，发生顺序为耳后、发际、头面部、颈部、躯干、四肢、手足心。皮疹间皮肤正常。

（3）恢复期皮疹消退后，有棕褐色色素沉淀和"糠麸样"脱屑。

（4）鼻咽分泌物涂片见到多核巨细胞，或尿沉渣中见到包涵体细胞，或直接荧光法检出鼻黏膜、痰及尿沉渣细胞中麻疹病毒抗原，或血清麻疹病毒IgM阳性（近1个月未种麻疹疫苗），或在病后1个月血凝抑制抗体（IgG）效价较初期增加4倍以上。

具有上述第（1）~（3）项即可临床诊断为典型麻疹，同时具有第（4）项可做病原学确诊。

2.不典型麻疹诊断

（1）轻型麻疹：见于接种过麻疹疫苗或注射过免疫球蛋白获得部分免疫的小儿，全身中毒症状轻，病程短，麻疹黏膜斑不典型或缺如，出疹期短，出疹顺序不规则，皮疹色淡稀少，无并发症。

（2）重型麻疹：高热40℃以上，中毒症状重，昏迷、惊厥，皮疹融合呈紫蓝色，常有鼻出血、呕血、咯血、血尿和血小板减少。如皮疹少而色淡，则是循环不良。

（3）成人麻疹：中毒症状重，高热，眼痛，全身酸痛无力，胃肠道症状多。麻疹黏膜斑持续时间长，出疹后斑丘迅速融合，消退迟，孕妇妊娠期间得病可致流产或死胎。

（4）异型麻疹（非典型麻疹综合征）：由于疫苗保存不当而灭活，接种数年后再感染麻疹黏膜斑。皮疹为反向出疹顺序，先见手心及脚底，后扩展到肢体和躯干，波及面部。皮疹多样化，呈斑丘疹、红斑、荨麻疹，亦可出现紫癜或水疱。常并发肺炎。血中麻疹抗体滴度很高。

（5）接种后麻疹：接种麻疹减毒活疫苗后7～14 d内出现麻疹，有或无麻疹黏膜斑，出疹顺序不典型，皮疹较少，全身症状轻，可无其他症状。

（6）先天性麻疹：孕妇产前2周内感染麻疹，小儿出生后患先天性麻疹。多不发热，无卡他症状，皮疹可轻微，或为密集的红色斑丘疹。麻疹黏膜斑不典型。血中麻疹病毒IgM抗体升高。

【治疗】

1.一般治疗

患儿应呼吸道隔离至出疹后5 d止，若有并发症则隔离应延长至出疹后10 d。保持空气新鲜，供给足够的水分，给予富有营养、易消化的食物，补充多种维生素，尤其是维生素A和维生素B，以防角膜软化或口腔炎。避免强光线刺激，眼分泌物多时可用生理盐水清洗。

2.对症治疗

高热患儿可给予物理降温，或小剂量对乙酰氨基酚，或布洛芬退热，药量不宜过大，以免热度骤降而致虚脱。有高热惊厥、烦躁不安者，可适当用镇静剂。剧咳时可予镇咳祛痰药，或给予超声雾化吸入药物。并发中耳炎或肺炎者，应使用适当的抗生素治疗。并发脑炎者，应密切监测，积极防治高颅压。体弱者，可适当少量输血或血浆。

3.抗病毒治疗

常用利巴韦林10～15mg（kg·d），静脉、肌内注射或口服。婴幼儿麻疹易并发肺炎，原有佝偻病或营养不良的婴儿发生麻疹时病情较危重，应加强治疗，可静脉滴注免疫球蛋白，400mg／（kg·d），连用3～5d。

4.并发症的治疗

（1）麻疹并发肺炎：可应用利巴韦林，若继发细菌感染者，应及早选用1～2种有效抗生素，如青霉素类、头孢菌素类等控制感染。

（2）麻疹并发喉炎：一般为轻度喉炎，预后良好，若继发金黄色葡萄球菌时，病情较重，可出现喉梗阻。对1～2度喉梗阻者，可应用抗生素、地塞米松或琥珀酸氢化可的松等糖皮质激素静脉用药。病情较重者，应吸氧、给予安定或异丙嗪等镇静剂。若持续烦躁不安，喉梗阻在3度以上，有明显吸气性呼吸困难、严重发绀者，应立即行气管插管，以呼吸机辅助呼吸。

（3）麻疹并发心力衰竭：应吸氧、镇静，并给予洋地黄制剂，常用毛花苷C，剂量为2岁以下0.03～0.04mg／kg，2岁以上0.02～0.03mg／kg。首次用量为负荷量的1／2，余半量分2次，相隔6～12h，加入10%葡萄糖溶液10～20mL中静脉推注。一般不需应用维持量，但伴有先天性心脏病的患儿，常需口服地高辛，以负荷量的1／5长期维持治疗。

（4）麻疹并发脑炎：应用干扰素，10万U／（kg·d），肌内静脉注射，1次／d，连用10～14d。退热、止痉、降颅高压，预防发生脑疝。

5.预防

（1）被动免疫：在接触麻疹患者5d内，立即给予免疫血清球蛋白0.25mL／kg，可预防发病，超过6d后无效。预防作用可维持8周左右。

（2）主动免疫：采用麻疹减毒活疫苗，初种年龄为8个月，现主张4—6岁儿童可复种1次。

第三节 风　疹

【概述】

风疹（rubella）是由风疹病毒引起的急性呼吸道传染病。主要表现为发热、斑丘疹、耳后及枕后淋巴结肿大，并发症较少。任何年龄均可发病，但以1—5岁的儿童较多见，冬、春季节高发。人群对风疹有普遍易感性，大多数风疹感染为亚临床型，患儿得病后终身免疫。若孕妇在早期感染了风疹病毒，其通过胎盘可感染胎儿造成各种先天缺陷，又称为先天性风疹综合征。风疹一般病情较轻，预后良好。

【诊断】

1.获得性风疹诊断要点

（1）在21 d内有与风疹患者接触史。

（2）早期轻度发热，伴上呼吸道炎症状，发热1~2 d出现皮疹，初见于面颈部，于1 d内可迅速布满躯干和四肢，初为稀疏粉红色斑丘疹，后部分可融合，也可呈猩红热样，手掌、足底常无皮疹，常于3 d内迅速消退，无色素沉着与脱屑。

（3）出疹期常伴耳后、枕后淋巴结肿大和压痛，亦可伴肝脾肿大、关节痛。

（4）鼻咽分泌物、尿或血清中分离出风疹病毒，或其抗原、病毒DNA、IgM抗体阳性，或恢复期病毒IgG抗体较急性期有4倍以上增高者可确诊。

（5）排除其他可引起皮疹的疾病，如幼儿急疹、猩红热、麻疹和肠道病毒感染性皮疹等。

2.风疹脑炎诊断要点

（1）症状多发生在风疹出疹后1~7d，起病急者有发热、头痛、嗜睡及颈项强直，继而出现惊厥、昏迷等。伴有脑干、脊髓损害时，可出现昏迷、眼球震颤、瞳孔改变、脑神经麻痹、神经根痛、括约肌障碍、感觉异常或截瘫等。

（2）脑脊液中白细胞、淋巴细胞增多，蛋白质轻度增高，糖、氯化物正常，脑电图可异常。

（3）血清或脑脊液标本中存在风疹病毒抗原或风疹病毒IgM抗体。

3.先天性风疹诊断要点

（1）孕妇于妊娠期有风疹接触史或发病史，并有检查证实母体已受风疹病毒感染。

（2）出生后新生儿有一种或几种先天缺陷的表现，如心血管畸形（动脉导管未闭、室间隔缺损、房间隔缺损和肺动脉狭窄）、眼部病变（白内障、角膜浑浊等）、耳聋、小头畸形、腭裂、智力发育迟缓，以及肝脾肿大、间质性肺炎等。

（3）实验室检查：①咽分泌物、尿、脑脊液或其他组织分离出风疹病毒。②血清、脐血或脑脊液测得风疹病毒IgM抗体。③用免疫学方法可检出羊水、胎盘绒毛和胎儿组织中的风疹病毒抗原。④应用RT-PCR方法检出风疹病毒RNA。⑤出生5～6个月内婴儿血液中风疹病毒IgG抗体持续阳性，同时有上述先天性风疹的临床表现。

【治疗】

1.一般治疗

患儿应隔离到出疹后5 d。先天性风疹患儿应隔离6个月以上，直至咽部、大小便和血清病毒分离均为阴性。精心护理，注意休息和给予高热量及富含维生素的饮食。

2.抗病毒治疗

常用利巴韦林10～15 mg／（kg·d），分2～3次口服，连用6～7 d。有并发症者，可静脉滴注利巴韦林，或应用干扰素肌内注射，10万U／（kg·d），连用5～7 d。

3.对症治疗

如发热时温度较高，可应用对乙酰氨基酚或布洛芬；有呕吐、食欲差者，可补充液体与电解质；有咳嗽者，可用止咳化痰药；有咽痛者，可用四季润喉片或银黄含化片含服。

4.预防

（1）被动免疫：易感者肌内注射免疫血清球蛋白，可获得被动保护或减轻临床症状，但疗效不确切，通常不用此法预防。但对易感孕妇接触风疹后不愿或不能做治疗性流产时，可立即肌注免疫血清球蛋白20～30 mL。

（2）主动免疫：采用疫苗免疫，注射疫苗后98%的易感者可获得终身免疫。一般用于15个月至青春期间的女性，未孕妇女证实抗体阴性且能在接种后3个月内不怀孕者也可应用。即使妊娠妇女不慎应用，也很少发生先天性风疹综合征。

第四节 流行性腮腺炎

【概述】

流行性腮腺炎（epidemic parotitis）是由流行性腮腺炎病毒感染所致的急性呼吸道传染性疾病。以腮腺肿胀及疼痛为特点，有时可累及其他唾液腺，并可延及全身各种腺组织。脑膜脑炎、睾丸炎、胰腺炎为常见并发症。本病多发于学龄前，春季为流行高峰，以呼吸道传播为主要传播途径。感染本病后可获得终身免疫。

【诊断】

1.诊断依据

（1）发病前30 d内有与腮腺炎患者的接触史。

（2）临床表现为单侧或双侧以耳垂为中心非化脓性肿大并疼痛，边缘不清，触之有弹性，表面皮肤不红，颊内腮腺管口红肿。可伴颌下腺肿大。可有低或中度发热。

（3）外周血白细胞数正常或偏低，淋巴细胞相对升高。

（4）血清抗腮腺炎病毒S抗体阳性，或抗腮腺炎病毒IgM阳性，或血、尿、唾液、腮腺管开口处拭子标本中病毒分离阳性可确诊。

（5）本病需与化脓性腮腺炎、颈或耳前淋巴结炎或其他病毒性腮腺炎等原因引起的腮腺肿大性疾病相鉴别。

2.并发胰腺炎的诊断要点

（1）在流行性腮腺炎患者，腮腺肿大3～7 d，发热，上腹疼痛、压痛，呕吐，可有腹胀。

（2）血淀粉酶＞500 U（苏氏单位）/ d，胰脂肪酶＞1.5 U / d。

3.并发脑膜脑炎的诊断要点

（1）流行性腮腺炎患者，在腮腺肿大前后2周内有发热、神志淡漠、头痛、呕吐、嗜睡、颈抵抗和脑膜刺激征阳性等表现。

（2）脑脊液检查白细胞数明显升高，大多＜500×10^9 / L，以淋巴细胞为主，蛋白正常或稍高，糖与氯化物正常。在早期脑脊液中可分离出流行性腮腺炎病毒。可有脑电图异常。

4.并发睾丸炎的诊断要点

（1）流行性腮腺炎患者，在腮腺肿大后2周内有发热、头痛、呕吐、睾丸肿痛与触痛、阴囊皮肤发红水肿和下腹疼痛等表现。

（2）睾丸炎多为单侧。

【治疗】

1.一般治疗

患儿卧床休息，应隔离至腮腺肿胀完全消退后3d，适当补充水分和营养，给予半流质或软食，具体应根据患儿的咀嚼能力而定，保证充足的液体摄入，避免酸性或辛辣食物，严重呕吐不能进食者可静脉营养。保持口腔清洁，可用复方硼酸溶液漱口。

2.对症治疗

局部肿痛较重者，可用金黄散、青黛散、紫金锭、季德胜蛇药片研粉调醋外敷；或用红外线、透热理疗或氦氖激光照射。对发热、头痛者给予解热镇痛药，如对乙酰氨基酚治疗。

3.抗病毒治疗

可口服复方板蓝根冲剂补充剂量，连用5~7d。口服利巴韦林20mg/（kg·d），分3次服，连用5~7d。重症患者可用干扰素肌内注射，10万U/（kg·d），连用5~7d，也可静脉滴注利巴韦林。

4.并发症的治疗

有并发症者，可用干扰素肌内注射，10万U/（kg·d），连用5~7d，或静脉滴注利巴韦林；并发睾丸炎者，可局部冰敷睾丸并使用丁字带睾丸托支持；重症者，还可短期内试用糖皮质激素，如氢化可的松5mg/（kg·d）静脉滴注；并发胰腺炎时，应禁食，使用生长抑素、抑肽酶、山莨菪碱等，可加用抗生素静脉滴注；并发脑膜炎者，可用甘露醇脱水治疗，短期内也可应用糖皮质激素，以减轻症状。

5.预防

（1）被动免疫：给予腮腺炎免疫球蛋白，效果较好，用于易感人群、近期有腮腺炎患儿密切接触史者。

（2）主动免疫：幼儿可在出生后14个月常规给予减毒的腮腺炎活疫苗或麻疹、风疹、腮腺炎三联疫苗皮下接种。但因三联疫苗在接种后可出现脑膜脑炎，故应慎用。

第五节 水 痘

【概述】

水痘（chickenpox）是由水痘-带状疱疹病毒感染导致的一种传染性极强的儿童出疹性疾病，通过接触或飞沫传染。临床以皮肤、黏膜出现瘙痒性水疱疹为主要特点。本病好发于冬、春季，以5—9岁儿童多见，新生儿也可发病。儿童初次感染时引起水痘，恢复后病毒可长期潜伏在脊髓后根神经节或脑神经的感觉神经节内，故水痘虽一经感染，可获得终身免疫，但少数人在成年后由于各种原因可使病毒激活，导致带状疱疹。

【诊断】

1.诊断依据

（1）有水痘流行病史和接触史。

（2）皮疹相继分批出现，呈向心性分布，开始为粉红色小斑疹，很快变为丘疹、水疱，水疱疹无脐眼，周围有红晕，水疱易破溃，奇痒，数日后结痂。可见丘疹、新旧水疱、结痂同时存在。口腔、咽部或外阴等处黏膜也可有皮疹，易破裂形成小溃疡。全身症状轻，一般不发热或有低热。

（3）重症水痘可发热，皮疹离心性分布，可有出血性疱疹、皮肤紫癜。

（4）血常规检查白细胞计数正常，淋巴细胞相对增高。

（5）水疱液涂片检查有多核巨细胞和核内包涵体，或分离出水痘-带状疱疹病毒，或其抗原阳性，或血清水痘-带状疱疹病毒抗体滴度在2~3周后比急性期升高4倍以上。

具有上述第（1）（2）（4）或（1）（3）（4）项才可临床诊断为水痘，同时具有第（5）项可做病原学确诊。

2.分型诊断

（1）典型水痘：具有上述诊断依据中第（1）（2）（4）项，可伴第（5）项。

（2）重症水痘：也称为进展型水痘，多见于免疫功能受损，伴恶性疾病的儿童，有高热，皮疹离心性密布全身，水疱疹有脐眼，泡液可为血性，可有皮肤紫癜。

（3）先天性水痘综合征：孕妇在妊娠期第8~20周患水痘，新生儿有肢体短而发育不良、低体重、皮肤瘢痕、小头、视神经萎缩、白内障、小眼球、视网膜脉络膜炎、肠梗阻、Horner综合征、脑发育不全等，多在1岁内死亡。

（4）新生儿水痘：孕妇在分娩前或分娩后患水痘，新生儿可出现水痘皮疹，病情严重。也有的患儿出生时无症状，在婴儿期发生带状疱疹。

【治疗】

1.一般治疗

患儿应隔离至全部疱疹变干、结痂为止。卧床休息，给予易消化的食物，保证液体及电解质平衡。加强护理，勤换衣服，保持皮肤清洁，剪短指甲，防止抓破水疱引起继发感染。

2.对症治疗

高热者可给予退热药物，如对乙酰氨基酚、布洛芬等，但应避免应用阿司匹林，以免造成Reye综合征。奇痒、哭闹者，可用镇静剂、抗组胺类药物，如异丙嗪；局部涂擦1%炉甘石洗剂或甲紫（龙胆紫），也可外用阿昔洛韦软膏。

3.抗病毒治疗

常用药物有阿昔洛韦、更昔洛韦、伐昔洛韦、利巴韦林等。

（1）阿昔洛韦：普通患儿可口服阿昔洛韦，20mg／（kg·d），分4次口服，连用5～7d。对重症或有并发症、免疫受损的患儿，应静脉给药，剂量为20～30mg／kg，每8h1次，于1h内静脉滴入，连用5～7d。

（2）伐昔洛韦：普通患儿10mg／（kg·d），分2次口服，连用5～7d。

（3）利巴韦林：剂量20mg／（kg·d），分3次口服，连用5～7d，适用于普通患儿。

（4）更昔洛韦：免疫功能低下者患水痘、重症水痘、有并发症者如有水痘肺炎或水痘脑炎等时，可应用更昔洛韦，10mg／（kg·次），12h1次静脉滴注，连用5～7d。

（5）α–干扰素：10万U／（kg·次），1次／d肌内注射，连用5～7d，可用于重症，有并发症，或免疫力低下的水痘患儿。

4.并发症治疗

（1）并发水痘肺炎：静脉滴注上述抗病毒药物，若继发细菌感染，选用有效抗生素并给予止咳化痰药等。

（2）皮肤疱疹继发感染，可局部应用抗生素软膏，如莫匹罗星软膏等涂擦，并应予口服抗生素。若体温高，中毒症状重，有败血症的可能，还须静脉应用抗生素。

（3）并发水痘脑炎：静脉滴注上述抗病毒药物，对症治疗，如退热、止痉，甘露醇脱水、降低颅内压。

（4）并发心肌炎：可静脉滴注维生素C及1，6-二磷酸果糖等营养心肌，控制心力衰竭，必要时应用洋地黄制剂，积极纠正心律失常。

5. 预防

（1）被动免疫：对使用大剂量激素或免疫抑制剂、免疫功能低下，有恶性疾病者，在接触水痘72 h内可应用水痘-带状疱疹免疫球蛋白（vaicella-zoster immune globulin，VZIG）125～625 U／kg肌内注射。孕妇在分娩前5 d或后2 d内患水痘者，新生儿出生后应立即肌内注射VZIG。

（2）主动免疫：国外现已开始应用水痘减毒活疫苗，不良反应少，预防效果良好。

第六节　百日咳

【概述】

百日咳（pertussis）是由百日咳鲍特氏杆菌感染引起的急性呼吸道传染病。其临床特征为阵发性痉咳，伴有阵咳终末深长的"鸡鸣样"吸气性吼声。病程一般为2～3个月，但若未进行及时有效的治疗，病程可迁延数个月。本病以1—5岁的儿童较多见，虽无明显的季节性，但冬、春季节高发。本病传染性极强，常引起流行。患儿的年龄越小，病情越重，并可因并发肺炎、脑病而死亡。近三十年来，由于百日咳疫苗的广泛接种，我国百日咳的流行已明显减少，其发病率、死亡率也大大降低。

【诊断】

1. 有接触百日咳患者的病史。

2. 临床表现以阵发性痉挛性咳嗽及阵咳终末出现深长的"鸡鸣样"吸气性吼声为特征，症状常反复发生在2周以上。若体温下降后咳嗽反而加重，尤以夜间为甚，又无明显肺部体征者应考虑百日咳。

3. 实验室检查外周血白细胞计数升高，可达（20～50）×10^9／L，分类以淋巴细胞为主，达60%～80%。

4. 病原学检查发现：①咳碟法或鼻咽拭子培养出百日咳杆菌。②鼻咽拭子涂片用荧光抗体检查有百日咳杆菌抗原。③应用RT-PCR方法在鼻咽分泌物中可测出百日咳杆菌DNA。④血清百日咳特异性IgM升高。⑤双份血清做凝集试验或补体结合试验，效价呈4倍升高。

5.除外其他可引起百日咳样痉挛性咳嗽的呼吸道疾病。

【治疗】

1.一般治疗

按呼吸道传染病对患儿进行隔离，进食营养丰富的食物，注意补充各种维生素和钙剂。少食多餐，呕吐严重者应注意补充营养。体弱小婴儿痉咳严重时，常伴发惊厥和窒息，应加强夜间护理。

2.抗菌治疗

首选红霉素，剂量为30～50mg／（kg·d），分次口服或静脉滴注，7～14d为1个疗程。或罗红霉素5～10mg／（kg·d）口服，7～10d为1个疗程。还可选用阿奇霉素10mg／（kg·d），一次顿服或静脉滴注，3～5d为1个疗程。后2者具有抗菌作用强、胃肠道反应少等优点。亦可选用一二代头孢菌素或利福平、氨苄西林等，但氨苄西林临床疗效较差，现较少应用。氯霉素虽然有较好疗效，但偶可引起粒细胞减少，也应用不多。

3.对症治疗

雾化吸入α-糜蛋白酶可分解黏稠痰液。维生素K肌内注射可减轻痉咳，剂量为1岁以内20mg，1—2岁30mg，2—5岁40mg，5岁以上50mg，肌内注射，1次／d，5～7d为1个疗程。β-受体激动剂沙丁胺醇，0.3～0.5mg／（kg·d），分3次口服；特布他林0.15mg／（kg·d），分3次口服，可减轻痉咳。痉咳影响睡眠时可选择镇静药，如10%水合氯醛灌肠，或异丙嗪0.5～1mg／（kg·次），或苯巴比妥2～3mg／kg使患儿安静。发生脑水肿者，及时进行脱水治疗，防止脑疝出现。病情严重的小婴儿可使用糖皮质激素。对于新生儿、小婴儿及重症百日咳患儿，可静脉给予免疫球蛋白，用于脑病患儿亦可减轻痉挛。200～400mg／（kg·d），连用3～5d为1个疗程。也可应用普鲁卡因静脉封闭疗法，普鲁卡因5mg／（kg·次）静脉滴注，持续8～12h，2次／d，连用5～7d。

4.预防

（1）主动免疫：按时接种百白破三联疫苗（百日咳菌苗、白喉类毒素、破伤风类毒素），可预防发病。

（2）药物预防：家中有发病患者，尤其患者是儿童时应给予红霉素，50 mg／（kg·d），分 3 次口服，连用10～14 d。

（孙　蒙　杨洪伟　刘丽萍）

第六章　消化系统疾病

第一节　疱疹性口炎

【概述】

疱疹性口炎（herpetic stomatitis）是由单纯疱疹病毒Ⅰ型感染所致的一种急性口腔黏膜的感染。本病一年四季可见，多无明显季节性差异，发病患者多为1—3岁小儿。从患者的唾液、皮肤病变和大小便中均能分离出病毒，在卫生条件较差的家庭和托儿所内可出现感染的传播。

【诊断】

1.疱疹性口腔炎好发于6个月至5岁的小儿。

2.呈急性起病，初期多发热，体温可达38~40℃，1~2 d后患儿口腔内出现疱疹，由于疼痛剧烈，患儿表现拒食、流涎、烦躁，伴淋巴结肿大，可有压痛。体温在3~5 d后恢复正常，病程为1~2周。局部肿大的淋巴结可持续2~3周。

3.查体患儿齿龈、唇内、舌、颊黏膜等处口腔黏膜可见单一或成簇的直径约2 mm的小疱疹，周围有红晕，破溃后形成溃疡，表面可覆盖黄白色纤维素性分泌物，多个溃疡可融合，有时累及软腭、舌和咽部。

4.本病应与疱疹性咽峡炎和溃疡性口腔炎等疾病相鉴别。

【治疗】

1.一般治疗

保持口腔清洁、加强护理，避免应用刺激性药物和食物。多饮水，食用微温或清淡的流质、半流质食物。注意观察全身情况和尿量等变化，防止出现电解质和酸碱平衡的紊乱。

2.对症治疗

（1）退热镇静：低热可采用物理降温，如冷敷、温湿敷等退热。高热时应积极处理，可口服对乙酰氨基酚10mg／（kg·次），或布洛芬5~10mg／（kg·次），也可用退热栓肛门塞入，根据病情4~6h可重复用药。若高热引发惊厥时，应积极止痉，可缓慢静推安定0.3~0.5mg／（kg·次），或苯巴比妥钠10mg／kg。

（2）局部治疗：疱疹患处可涂用碘苷、阿昔洛韦、利巴韦林等抗病毒药物，亦可喷撒西瓜霜、锡类散、蒙脱石粉等保护黏膜，2次／d。疼痛严重者可在餐前用2%利多卡因涂抹局部以缓解疼痛，但应防止过量吞服。为预防继发感染口腔可涂2.5%~5%金霉素鱼肝油。

3.对因治疗

（1）抗病毒治疗：可连续静脉滴注利巴韦林10mg／（kg·d）连用5~7d，或每日分2次口服伐昔洛韦，10mg／kg。严重者，可用阿昔洛韦，10mg／（kg·d）静脉滴注，连用3~5d。另外，可选用双黄连口服液、板蓝根冲剂等中成药物。

（2）抗生素治疗：后期若患儿合并细菌感染，应选用相应敏感的抗生素，常用的有阿莫西林、头孢菌素类等抗生素。

第二节　胃食管反流

【概述】

胃食管反流（gastroesophageal reflux，GER）是指胃内容物包括从十二指肠流入胃的胆盐和胰酶等反流入食管所致的胃肠功能的异常。可分为功能性和病理性2种。通常，小婴儿由于食管下端括约肌（lower esophageal sphincter，LES）发育不成熟或神经肌肉协调功能较差，常会在日间的餐时或餐后出现反流，俗称"溢乳"，此多为正常反应，即功能性的胃食管反流；但在睡眠、仰卧位及空腹时，由于LES功能障碍和（或）其他抗反流组织结构异常，导致LES压力低下而出现的反流则为病理性胃食管反流，这种反流可引发机体出现一系列临床症状和并发症，即胃食管反流病（GERD）。近一半胃食管反流患儿的症状可随直立体位时间和固体饮食的增多而逐渐自行缓解，但也有部分患儿症状可持续存在。脑瘫、21-三体综合征及其他原因发育迟缓的患儿，有较高的GER发生率。根据胃镜下食管黏膜表现分为三类：非糜烂性反流病（non-erosive reflux disease，NERD）、反流性食管炎（reflux esophagitis）和Barrett食管

（Barrett's esophagus）。2006年《中华儿科杂志》编辑委员会、中华医学会儿科学分会消化学组联合制订了《小儿胃食管反流病诊断治疗方案（试行）》。

【诊断】

1.自婴儿期即有不明原因反复呕吐、咽下困难和疼痛、胸骨下端烧灼感，以及反复发作的慢性呼吸道感染、难治性哮喘、生长发育迟缓、营养不良、贫血，反复出现窒息、呼吸暂停等症状。

2.食管碘油或钡餐造影，His角＞50°；有胃食管反流现象，可伴有食管裂孔疝等。

3.食管测压，LES压力＜1.47 kPa（15 cmH$_2$O）。

4.食管pH值24 h监测，睡眠期间出现反流，总反流时间＞15 min。

5.B超检测可有食管裂孔疝。

6.食管镜发现有食管炎病变，取黏膜活检可发现Barrett食管。具有上述第1项，同时具有第2～6项中任何一项可确诊为胃食管反流。

【治疗】

1.体位治疗

新生儿和小婴儿呈前倾俯卧位，上身抬高30°，此体位可使80％反流得到控制。儿童在清醒状态下呈直立位和坐位，睡眠时保持右侧卧位，将床头抬高20～30 cm，进食后上身抬高45°。

2.饮食疗法

进食勿过饱，增加喂奶次数，缩短喂奶间隔时间，少量多餐稠厚饮食，人工喂养儿可加食糕干粉、米粉或进食谷类食品，以高蛋白、低脂肪饮食为主，睡前2h不予进食，保持胃处于非充盈状态，避免食用降低LES张力和增加胃酸分泌的食物，如酸性饮料、高脂饮食、巧克力、辛辣食品和钙通道阻滞剂等。

3.药物治疗

（1）促胃肠动力药（prokinetic agents）：可提高LES张力，增加食管和胃蠕动，促进胃排空，减少胃食管反流。此类药物有多种，临床可自行选择其中1种，6周为1个疗程。

①多巴胺受体拮抗剂：代表药有多潘立酮（domperidone，吗丁啉），常用剂量为0.2～0.3 mg／（kg·次），3次／d，饭前半小时及睡前口服。年长儿也可口服甲氧普胺。年幼儿慎用，以防发生抽搐等锥体外系反应。

②增强乙酰胆碱作用的药物：西沙必利（cisapride，普瑞博思）为新型全胃肠动力剂，常用剂量为0.1~0.2ms/（kg·次），3~4次/d，饭前口服。本药偶可出现室性心律失常，少数患儿还可能出现短暂的腹泻，应慎用。

（2）抗酸和抑酸药：主要作用为抑制酸分泌、中和胃酸以减少反流物对食管黏膜的损伤，提高LES张力。

①H_2受体拮抗剂（H_2 receptor autagouist，H_2RA）：代表药物有西咪替丁（cimetidine），10~30mg/（kg·d），分4次于饭前10~30min口服；雷尼替丁（ranitidine），4~6mg/（kg·d），口服12 h 1次。

②质子泵抑制剂（proton pump inhibitors，PPI）：它能抑制壁细胞内质子泵（H^+-K^+-ATP酶）活性，减少任何刺激引发的胃酸分泌。代表药物为奥美拉唑（omeprazole）0.6~0.8mg/（kg·d），清晨顿服，连用4周，有效者可减量至0.5mg/kg，维持治疗4~8周，必要时可延长至6个月以上。无效时换其他PPI。

③中和胃酸药：如氢氧化铝凝胶，5~10mL/次，3次/d，多用于年长儿。

（2）黏膜保护剂：覆盖于食管黏膜表面，可有效缓解反流症状。如硫糖铝，10~25 mg/（kg·d），分4次口服。蒙脱石粉（思密达）1~3g/d，分3次口服。另外，也可应用硅酸铝盐、磷酸铝等。

4.外科治疗

采用上述治疗后，大多数患儿症状能明显改善和痊愈。若患儿出现以下指征时应考虑手术治疗：①内科治疗6~8周无效，有严重并发症，如消化道出血、营养不良、生长发育迟缓者。②食管炎梗阻严重，伴溃疡、狭窄或发现有食管裂孔疝者。③有反复发作吸入性肺炎或窒息、伴支气管和肺发育不良等严重呼吸道并发症者。④合并严重神经系统疾病者。

第三节　胃　炎

【概述】

胃炎（gastritis）是指由于各种物理性、化学性或生物性有害因子作用于胃黏膜或胃壁引起的一种炎性疾病。1990年8月澳大利亚第九届世界胃肠病学大会提出胃炎新的分类方法，它由组织学和内镜两部分组成，确定了三种基本诊断：急性胃炎、慢性胃炎和特殊类型胃炎，并以病理改变为基础，把浅表性胃炎和萎缩性胃炎看作是同一种炎症的不同阶段，小儿以浅表性胃炎为主，萎缩性胃炎患儿很少。胃炎病变的深度大多局限于胃组织的黏膜层，严重时也可累及黏膜下层或肌层，有时甚至可达浆膜层。

为更好指导临床诊治工作，下面分别就三种胃炎分别进行描述。

一、急性胃炎

急性胃炎是指由多种有害因子引起胃黏膜急性炎症反应的疾病。常见的原因有药物性及饮食性胃炎、应激性胃炎、腐蚀性胃炎、感染性胃炎和蛋白质过敏性胃炎等。

【诊断】

1.有食用被细菌或病毒污染的不洁饮食和服用药物，吞服强酸及强碱等腐蚀性化学物质，肌体有严重感染、中毒、创伤、窒息等诱因。

2.患儿急性起病，轻者仅有食欲不振、腹痛、腹胀、恶心、呕吐、反酸等不适；重者可出现发热、呕血、黑便、电解质和酸碱平衡紊乱。

3.体检患儿上腹或脐周有轻度压痛，无肌紧张和反跳痛。

4.胃液检查胃酸增强、内因子抗体阳性、前列腺素水平降低。

5.胃镜检查可见胃黏膜广泛充血、水肿和糜烂。

6.辅助检查胃出血的患儿呕吐物和大便潜血检查均为阳性，严重者可伴有红细胞和血红蛋白的减少，表现贫血。

7.本病需与外科急腹症，肝、胆、胰、肠等腹内脏器的器质性疾病，以及腹型过敏性紫癜等多种引发腹痛的疾病相鉴别。

【治疗】

1.一般治疗

急性胃炎多为继发性疾病，治疗时应去除发病诱因，停用诱发本病的药物或饮食，治疗原发病。注意卧床休息，保持安静，监测生命体征及有无呕血和黑便等合并症状。呕吐、腹痛症状剧烈时酌情禁食1~2餐，症状减轻后予以清淡易消化的流食，多饮水，逐渐过渡到软食、正常饮食。呕吐、腹泻导致的水、电解质和酸碱平衡紊乱，一般用口服补液法，严重时可静脉补液。

2.药物治疗

（1）对症治疗

①止吐药：患儿呕吐严重时可服用止吐药物，以防造成电解质和酸碱平衡的紊乱。常用药物有多潘立酮（吗丁啉）可有效促进胃肠蠕动，缓解呕吐症状，常用剂量0.2~0.3mg/（kg·次），3次/d，饭前半小时及睡前口服。年长儿也可口服甲氧普胺，但需严防发生抽搐等锥体外系反应。对呕吐频繁者还可肌内注射氯丙嗪0.5~1mg/（kg·次）。

②止痛药：因肠痉挛严重腹痛者可应用解痉剂，常用有硫酸阿托品，剂量为0.01mg/（kg·次），或溴丙胺太林，剂量为0.5mg/（kg·次），用法均为皮下注射。

③缓解腹胀：患儿腹胀时可用松节油腹部热敷或应用药物，如吗丁啉0.2~0.3mg/（kg·次），3次/d，饭前30min及睡前口服；或新斯的明0.04mg/（kg·次）肌内注射，症状不能缓解者还可采用肛管排气。若腹胀由低血钾造成，应及时补钾，常用10%氯化钾，一般补钾量为4~6mmol/kg，口服补钾较安全，静脉输入时需注意输入速度宜慢，输入速度<0.3mmol/（kg·h），浓度应<0.3%，应见尿后再补钾。

④止血：若患儿为糜烂性胃炎有胃出血时，应卧床休息，在抑制胃酸、保护胃黏膜的基础上积极止血，可采用插胃管冰水洗胃，或用生理盐水100mL中加去甲肾上腺素8mg口服，5~10mL/次，2h1次。出血量大、血压下降者，应加快补液速度，必要时输血，同时将垂体加压素10~20U加入50mL葡萄糖溶液中15min内静脉滴注。病变反复出现，出血难以控制时应在24~48h内进行急诊胃镜检查，必要时行外科手术治疗。

（2）抑酸药：用雷尼替丁，3~5mg/（kg·d），12h1次，或每晚1次口服；或将上述剂量分2~3次，用5%~10%葡萄糖溶液稀释后静脉滴注，肾功能不全者剂量减半，力求使胃内pH值维持在4以上，药量应根据临床症状和胃内pH变化进行调整。或用西咪替丁20~40mg/（kg·d），分4次于饭前10~30min口服。也可应用奥美拉唑0.7mg/（kg·d），清晨顿服。

（3）保护胃黏膜药物：硫糖铝10~25mg/（kg·d），分3次于饭前2h服用，疗程4~8周，肾功能不全者慎用。可同用蒙脱石粉（思密达）1~3g，3次/d，饭前空腹服用。或用枸橼酸铋钾6~8mg/（kg·d），分2次空腹服用，疗程4~6周，通常枸橼酸铋钾常联合可清除幽门螺杆菌的药物，如与氨苄西林和甲硝唑三种药物合用。本药临床虽使用安全，但大量铋剂的应用对肝、肾、中枢神经系统会造成损害，故应用时间不宜过长。

（4）抗生素：大多数急性胃炎无需抗生素治疗，但若胃炎由细菌感染造成，则需选用有效敏感的抗生素。

二、慢性胃炎

慢性胃炎是多种有害因子长期反复作用于胃黏膜引起的慢性炎性疾病。本病的发病率较高，可见于任何年龄段的小儿。慢性胃炎的形成原因首要为幽门螺杆菌感染，自身免疫性疾病、十二指肠—胃反流，或长期服用刺激性的食物和药物等也可导致本病。慢性胃炎中以浅表性胃炎、胃窦炎发病率最高。

【诊断】

1.反复发作无规律性的中上腹不适、腹痛，疼痛多无明显规律，一般进食中或进食后加重。出现饱胀、钝痛、烧灼痛，常见食欲不振、反酸、嗳气和恶心等症状。上腹或脐周有轻度压痛。

2.有胃黏膜长期少量出血者，可引发缺铁性贫血，伴有头晕，心慌、乏力等症状，大便隐血试验阳性。

3.胃镜检查胃黏膜水肿，有黏液斑、微小结节和出血斑点的病理改变。

4.X线气钡双重造影可见胃黏膜增粗，迂曲、"锯齿状"，胃窦部激惹征阳性。

5.血清幽门螺杆菌抗体或DNA测定，或^{13}C尿素呼气试验、幽门螺杆菌检测均呈阳性。

6.本病需与消化性溃疡、胃痛、肠蛔虫症、肠痉挛和腹型癫痫等疾病相鉴别。

【治疗】

1.对症治疗

患儿有餐后腹痛、腹胀、恶心和呕吐等症状时，可同急性胃炎的处理缓解症状。如呕吐者可口服多潘立酮（吗丁啉），0.2~0.3mg/（kg·次），3次/d，饭前30 min及睡前服用。腹胀时可热敷或应用药物新斯的明0.04 mg/（kg·次）肌内注射，症状不能缓解者，还可采用肛管排气。

2.药物治疗

（1）胃黏膜保护剂：枸橼酸铋钾6~8mg/（kg·d），分2次空腹服用，疗程4~6周；或硫糖铝10~25mg/（kg·d），分3次于饭前2 h服用，疗程4~8周。麦滋林有抗炎、促进组织修复作用，利于溃疡愈合，30~40mg/（kg·次），3次/d，餐后口服。

（2）抑酸剂：是慢性胃炎的非常规用药，仅在严重反酸、出血或伴发溃疡时应用。

①H$_2$受体拮抗剂：代表药物有西咪替丁，10～15mg/（kg·d），分4次饭前口服；雷尼替丁，4mg/（kg·d），口服12h1次。②质子泵抑制剂：奥美拉唑，0.7mg/（kg·d），清晨顿服。

（3）抗酸剂：一般慢性胃炎患儿反酸、胃灼热严重时应用，如氢氧化铝凝胶，5～10mL/次，3次/d，于餐后1h服用，多用于年长儿。

（4）消除幽门螺杆菌感染：有幽门螺杆菌感染者，应使用枸橼酸铋钾、甲硝唑和抗生素三联进行规范的抗幽门螺杆菌治疗，详见"消化性溃疡病"一节。

（5）减少十二指肠反流：可应用多潘立酮（吗丁啉）0.2～0.3mg/（kg·次），3次/d，饭前30min及睡前服用，增加胃肠蠕动力，减少反流。

三、特殊类型胃炎

特殊类型胃炎不同于急、慢性胃炎，主要有蛋白过敏性胃炎、嗜酸性胃肠炎、巨大胃黏膜肥厚症和慢性肉芽肿性胃炎4种。

【诊断】

1.蛋白过敏性胃炎多与免疫反应有关，表现为小儿食用外源性蛋白后出现腹胀、呕吐和腹泻，大便中有不消化奶块，生长发育缓慢。

2.嗜酸性胃肠炎原因不明，表现为呕吐、腹胀和体重下降，严重时出现腹水，血中嗜酸性粒细胞增多，血清IgE增高，内镜下胃黏膜呈红色结节状不平。

3.巨大胃黏膜肥厚症原因不明，可能与巨细胞病毒感染有关，表现为呕吐、腹胀、贫血和蛋白血症性水肿，内镜下胃黏膜呈巨大肥厚性皱襞。

4.慢性肉芽肿性胃炎指胃黏膜出现了慢性肉芽肿样改变，可为结核、梅毒、真菌感染和Crohn病等在胃部的表现。临床无特异性表现，内镜下胃黏膜呈结节状，皱襞粗糙不规则，糜烂或溃疡。

【治疗】

1.蛋白过敏性胃炎者改用不含过敏性蛋白的饮食喂养。

2.嗜酸性胃肠炎者需改变饮食习惯，抗感染、对症治疗。

3.巨大胃黏膜肥厚症者在儿童期多有自限性，可自愈。

4.慢性肉芽肿性胃炎者针对原发病治疗。

第四节　消化性溃疡

消化性溃疡（peptic ulcer disease）是指由多种损害黏膜因素造成的胃和十二指肠溃疡的慢性消化系统疾病。多种因素可造成溃疡的发生，如幽门螺杆菌感染、胃酸-胃蛋白酶作用、胃泌素作用、胃和十二指肠的炎症、遗传因素、精神创伤、手术创伤、暴饮暴食、气候环境变化及药物作用等。溃疡的本质是机体致溃疡因素和胃黏膜自身保护因素（黏液-碳酸氢盐屏障、前列腺素、黏膜血流量、表皮生长因子及黏膜上皮细胞的修复等）之间的失平衡状态。消化性溃疡可发生于小儿的各年龄段，以学龄期儿童多见男孩多于女孩。溃疡病可分为胃溃疡和十二指肠溃疡，其中十二指肠溃疡占80％。2002年在广州，《中华儿科杂志》编辑委员会、中华医学会儿科学分会感染消化学组联合制订了《小儿消化性溃疡药物治疗（推荐）方案》。

【诊断】

1.有慢性、周期性、节律性中上腹痛，或剑突下烧灼感。胃溃疡表现为进食0.5~1 h后出现疼痛。十二指肠溃疡表现为饥饿痛，进食后可缓解，夜间和凌晨症状明显，伴反酸、嗳气、呕吐、食欲不振等。婴幼儿表现为反复呕吐、食欲差，可有呕血、便血。体检腹部有局限性压痛点。

2.胃镜检查可见黏膜溃烂，有胃溃疡、十二指肠溃疡或复合性溃疡。

3.上消化道气钡双重对比造影可见龛影和浓钡点，或十二指肠球部的变形、缩小、激惹、溃疡对侧切迹、幽门管移位等。

4.实验室检查胃酸分泌正常或稍低于正常，大便潜血试验阳性，外周血红细胞和血红蛋白减低。

5.细菌培养、组织切片、尿素酶试验或^{13}C尿素呼气试验等均呈阳性。

6.本病诊断时需与慢性胃炎、急性坏死性肠炎、肠痉挛、蛔虫症、腹型过敏性紫癜等疾病相鉴别。

【治疗】

1.一般治疗

（1）休息：急性期注意休息，改善不良生活习惯，避免过度疲劳及精神紧张。

（2）饮食：保持生活规律，饮食定时、定量，细嚼慢咽，多吃营养丰富的食物，避免食用刺激性、对胃黏膜有损害的食物和药物，如咖啡、浓茶、糖皮质激素等。溃疡处于活动期时，患儿宜食用清淡、易消化的流食或半流食，少食多餐，待症状缓解后，逐渐恢复正常饮食。

（3）对症治疗：急性期合并上消化道出血的患儿，应注意血压、心率及末梢循环的重要生命指标的监测，积极治疗以防止失血性休克。注意补充足够血容量，如失血严重时应及时输血，具体治疗见本章"上消化道出血"一节。维持电解质和酸碱平衡。

2.药物治疗

（1）抑制胃酸治疗

①H_2受体拮抗剂（H_2RA）：可直接抑制组胺、阻滞乙酰胆碱和胃泌素分泌，抑制基础胃酸和食物刺激后胃酸的分泌，促进溃疡愈合。常用药物有西咪替丁，剂量为$10 \sim 15mg / (kg \cdot d)$，分4次于饭前$10 \sim 30min$口服，或在$5\% \sim 10\%$葡萄糖溶液中加药，$0.2g /$次静脉滴注，$1 \sim 2$次$/ d$。雷尼替丁，剂量为$4 \sim 6mg / (kg \cdot d)$，每间隔12 h用药1次，或每晚1次口服；或分$2 \sim 3$次将以上药量加入$5\% \sim 10\%$葡萄糖溶液中稀释后静脉滴注，肾功能不全者应减半应用。法莫替丁，剂量为$0.9mg / kg$，睡前1次口服 。治疗时可任选以上药物中一种，西咪替丁、雷尼替丁疗程为$4 \sim 8$周，法莫替丁为$2 \sim 4$周。之后改维持治疗。

②质子泵抑制剂（PP1）：作用于胃黏膜壁细胞，抑制壁细胞中的H^+-K^+-ATP酶活性，阻抑H^+从细胞质内转移到胃腔，抑制胃酸分泌。常用奥美拉唑（洛塞克），剂量为$0.6 \sim 0.8mg / (kg \cdot d)$清晨顿服，疗程$2 \sim 4$周。其他可选用兰索拉唑、泮托拉唑、雷贝拉唑。治疗溃疡时，H_2受体拮抗剂与质子泵抑制剂两者选用一种即可。

③抗酸剂：抗酸剂能中和胃酸，可明显缓解症状和促进溃疡愈合。为加强疗效并减少不良反应，现多采用复合制剂，液态和粉剂两种剂型效果佳，片剂宜嚼或研碎后服用。常用氢氧化铝与氢氧化镁按不同比例配制成混合液，剂量为$0.5 \sim 1mg / (kg \cdot 次)$，3 次$/ d$，餐后$1 \sim 3 h$口服。此外还可用复方氢氧化铝片、铝碳酸镁片和复方碳酸咀嚼片。

④胃泌素受体阻滞剂：主要用于溃疡病后期，作为其他抑酸药停药后的维持治疗，以防胃酸反跳。常用丙谷胺，剂量为$0.1g /$次，$3 \sim 4$次$/ d$，饭前$15min$口服。

（2）胃黏膜保护剂：均匀覆盖胃黏膜表面，形成屏障作用，促进溃疡愈合。常用药物：①硫糖铝，剂量为$10 \sim 25mg / (kg \cdot d)$，分4次口服，饭后$2 h$口服，疗程$4 \sim 8$周。②枸橼酸铋钾，覆盖同时还有抗幽门螺杆菌的作用，剂量$6 \sim 8mg / (kg \cdot d)$，分

3次口服，疗程4~6周。本药有导致神经系统不可逆损害和急性肾功能衰竭等不良反应，长期大剂量应用时应谨慎，有条件者应监测血铋。③柱状细胞稳定剂，如蒙脱石粉（思密达）3g，3次/d，饭前空腹服用；或麦滋林颗粒剂，30~40mg/（kg·次），3次/d，餐后口服。④米索前列醇，对正在服用非甾体类抗炎药者有预防和治疗胃溃疡的作用，但不良反应较多，应慎用。

（3）抗幽门螺杆菌治疗：Hp感染阳性的消化性溃疡，需用抗菌药物抗幽门螺杆菌治疗。

①治疗药物：临床常用药物有枸橼酸铋钾，剂量为6~8mg/（kg·d）；阿莫西林50mg/（kg·d）；克拉霉素15~30mg/（kg·d）；甲硝唑25~30mg/（kg·d）；呋喃唑酮5~10mg/（kg·d），分3次口服。已证明奥美拉唑具有抑制Hp生长的作用。

②初期治疗方案：由于Hp栖居部位环境的特殊性，不易被根除，治疗初期多主张联合用药。具体治疗方案有：以PPI为中心的"三联"方案，即质子泵抑制剂+上述抗生素中2种，持续2周；或质子泵抑制剂+上述抗生素中2种，持续1周。以铋剂为中心的"三联"或"四联"方案，即枸橼酸铋钾（4~6周）+上述抗生素中2种（阿莫西林4周、克拉霉素2周、甲硝唑2周、呋喃唑酮2周）；或枸橼酸铋钾（4~6周）+H_2受体拮抗剂（4~8周）+上述抗生素中2种（2周）。因10岁以下儿童不宜使用含水杨酸盐的铋剂，目前较为流行的方案为奥美拉唑+克拉霉素+另一种抗生素，此方案不仅疗程短，国外报道Hp根除率达90%，且不良反应少，患儿顺应性好，但价格昂贵。

③维持治疗方案：停用抗酸药后可改维持治疗，应用柱状细胞稳定剂和丙谷胺治疗。部分患儿还需继续质子泵抑制剂或H_2受体拮抗剂维持治疗，如溃疡多次复发、症状持续不缓解及有并发症、合并危险因素，如胃酸高分泌、持续服非甾体类抗炎药、幽螺杆菌感染未根治等。

④根治标准：停药1个月以上进行复查，上述诊断标准中的各项阳性指标转阴。

3.外科治疗

消化性溃疡一般不需手术治疗。但如出现以下情况时，应酌情考虑手术治疗：①溃疡合并穿孔。②难以控制的出血，失血量大，48h内失血量超过血容量30%。③幽门完全梗阻，经胃肠减压等保守治疗72h后仍无改善。④慢性难治性疼痛，应根据个体情况制订治疗方案。

第五节　上消化道出血

【概述】

上消化道出血（upper gastrointestinal hemorrhage）系指屈氏韧带（Treitz韧带）韧带以上部位出现的消化道出血，包括食管、胃、十二指肠以及胰腺、胆道等部位。出血量少时，患儿仅有腹部不适，粪便潜血试验阳性；出血量大时，可表现呕血或便血，严重时可出现面色苍白、口渴、血压下降、周围循环差等失血性休克表现。

【诊断】

1.患儿多有消化道的原发病或全身性疾病。新生儿期消化道出血，主要考虑新生儿出血症、坏死性小肠结肠炎、应激性溃疡等；婴幼儿期，主要考虑肠套叠、细菌性痢疾、钩虫病、肠扭转不良、溶血-尿素综合征等；学龄前及学龄期儿童，应考虑消化道溃疡、过敏性紫癜、血小板减少性紫癜、细菌性痢疾、急性重型肝炎及各种中毒等疾病。

2.患儿有呕血或柏油样便，出血量大且快时，还可排出红色便。可伴随腹痛、腹胀、黄疸、休克或皮肤出血点等症状。

3.血常规检查显示红细胞、血红蛋白水平降低。

4.便常规检查潜血试验阳性。

5.鼻胃管吸取胃液测潜血试验阳性。

6.检查血小板、出凝血时间、血型、肝肾功能、X线检查及内镜检查有助于病因诊断。

【治疗】

失血量较少或较缓患儿主要针对病因治疗，失血量较多时应采取紧急措施进行抢救。

1.一般治疗

患儿应卧床休息，保持安静，必要时可给予苯巴比妥类镇静剂，但应避免使用吗啡类镇静剂，以防抑制婴儿呼吸中枢。保持呼吸道通畅，避免呕血时血液误吸引起窒息，必要时可给予鼻导管或面罩吸氧。出血活动期应暂时禁食。注意对患儿面色、心率、血压、脉搏、呼吸、尿量及神志等生命体征的监测，定期复查血红蛋白、红细胞压积和血尿素氮等。提前查血型及交叉配血。

2.纠正休克

遇患儿血压下降、尿量减少、肢体末梢凉，周围循环差时应积极纠正休克，立即静脉补液、扩充血容量、恢复有效微循环，必要时可以开两条液路同时静脉滴注药物。

（1）扩容：首先使用血容量扩充剂，如中分子葡萄糖酐溶液10～15mg／（kg·次）快速静脉滴入；或用5%白蛋白溶液、复方林格液等。

（2）输血：儿童的血容量约为80mL／kg，当失血小于血容量10%时，只需输入电解质补液即可；当失血大于或等于血容量25%时，应及早输血。常选用新鲜全血，预计输血量为20mL／kg。为预防加重心、肺负担，造成心力衰竭或肺水肿，输血应分次进行。

（3）纠酸：监测血气变化，必要时给予5%碳酸氢钠溶液纠酸。

3.对因治疗

针对病因，凝血因子缺乏时，可输入鲜血或冰冻血浆及维生素K_1；消化道溃疡出血时，可滴注西咪替丁5mg／（kg·次），每间隔4～6 h 1次；有过敏性紫癜、血小板减少性紫癜时，可选用糖皮质激素；有食管胃底静脉曲张、出血不止时，可选用垂体后叶素，首剂量为20 U／1.73 m^2，加入25%葡萄糖溶液20mL中20min内缓慢静脉滴注，之后改维持量，每分钟0.2～0.4 U／1.73 m^2，直至出血停止后逐渐停药。

其他常用止血药还有巴曲酶、卡巴克洛、酚磺乙胺、氨基酸乙酸、氨甲苯酸、鱼精蛋白等。去甲肾上腺素1.0mg溶于生理盐水10～20mL口服或鼻饲，也可应用于上消化道出血，此外还可通过热凝固、电灼止血。

4.强心药的应用

患儿伴有心力衰竭时，应限制输液的速度和液量，同时给予毒毛旋花籽甙K7～10g／（kg·次），纠正心衰。

5.外科治疗

遇以下情况时应考虑手术治疗：①出血量大于或等于25%血容量，经内科治疗血压不稳定，或上升后又下降者。②失血不迅速，但内科治疗1～2 d出血仍不止者。③出现胃肠道穿孔、坏死，狭窄性梗阻，肠重复畸形，或Meckel憩室等。

6.恢复期治疗

恢复期应加强营养，补充铁剂。

第六节 小儿腹泻

【概述】

小儿腹泻（infantile diarrhea）又称腹泻病，是由多病原、多因素造成的机体大便次数增多和大便性质改变的疾病，是造成小儿营养不良、生长发育缓慢以及死亡的重要原因，发病率较高，在我国是仅次于呼吸道感染的又一常见病。根据发病因素，腹泻病可分为感染性和非感染性；根据病程可分为急性、迁延性和慢性；根据病情又可分为轻型、中型和重型。本病一年四季均可发病，其中每年的7—10月为高发期，可有流行趋势，传播途径主要为粪口途径。患病儿童中以6个月至2岁的小儿为主。

【诊断】

1.病情分型

（1）轻型腹泻：患儿起病可急可缓，精神尚好，以胃肠道症状为主，大便＜10次／d，为黄色或黄绿色稀水便，有时伴少量黏液，量不多，偶有呕吐，食欲稍差，无明显脱水及全身中毒症状。

（2）重型腹泻：常急性起病，大便≥10次／d，除较重的胃肠道症状外，还有发热、呕吐、腹痛、少或无尿等明显水、电解质和酸碱平衡紊乱表现及全身中毒症状。

2.脱水程度与性质判断脱水程度分轻、中、重三度，脱水性质分等渗、低渗和高渗性脱水。临床以等渗脱水最多见。

3.腹泻分类诊断

（1）急性腹泻：病程＜2周。

（2）迁延性腹泻：病程2周至2个月。

（3）慢性腹泻：病程＞2个月。

【治疗】

（一）急性腹泻的治疗

1.饮食疗法

腹泻病时应强调继续进食，以免造成机体营养不良、酸中毒等。如为母乳喂养婴儿，可继续哺乳，但要暂停辅食；人工喂养者小于6个月的患儿，可喂1／2～2／3稀释的牛奶，2～3 d后逐渐恢复正常饮食；6个月以上者，可喂易消化的清淡饮食，如米汤、面条、鱼或肉末等，量由少到多，宜少餐多食。呕吐频繁者，应暂禁食8~12 h，但不禁饮，待症状缓解后逐渐恢复饮食。双糖酶缺乏的病毒性肠炎患儿，可暂停乳类喂养，改用豆制代乳品或发酵奶，或用去乳糖奶粉喂养。对乳糖不耐受者，应避免奶类喂养。腹泻停止后注意营养丰富饮食的继续供给，每日加餐1次，至2周后。症状性腹泻应同时治疗原发病。

2.液体疗法

（1）口服补液：口服补液盐溶液（ORS）配制简单，经济、高效，对于预防和纠正轻至中度脱水的患儿有良好补液效果，临床和家庭中都易于应用。

①配制方法：氯化钠3.5 g，枸橼酸钠2.9 g，氯化钾1.5 g，葡萄糖20 g，加水至1000 mL即可。

②应用剂量：无脱水者，4 h内口服20~40 mL/kg；轻度脱水者，口服50~80 mL/（kg·d）；中度脱水者，口服80~100 mL/（kg·d），于8~11 h内将累积损失量补足，脱水纠正后可将剩余ORS溶液用等量水稀释后按需补充。若不知患儿体重，也可按年龄估计补液量，一般对于2岁以下幼儿，补50~100 mL/次ORS溶液，约500 mL/d；2~10岁小儿，补100~200 mL/次，约1000 mL/d；10岁以上患儿，每次能喝多少给多少，补充约2000 mL/d。新生儿慎用。对于6个月以下非母乳喂养儿，这段时间内应额外补100~200 mL白开水。

③注意事项：WHO推荐的ORS溶液属2/3张含钠液，补液阶段水分可适当额外补充，以防发生高钠血症；每次补充液体不宜过多，10~20 mL即可，每间隔2~3 min即可口服1次；一般补液4 h后，应对患儿的脱水情况进行重新评估，若有严重呕吐、腹胀、休克、心肾功能不全，或严重脱水口服补液不能纠正时，应改为静脉补液。

（2）静脉补液：对吐泻严重、明显腹胀、呈中度以上脱水者应静脉补液，治疗时应个性化，兼顾患儿年龄、营养情况和自身调节能力等多方面因素。

①第1日补液方案：补液的总量应包括累积损失量、继续损失量和生理需要量三类。

补液总量：具体补液量应根据脱水程度而定，一般轻度脱水，补液90~120 mL/kg；中度脱水，补液120~150 mL/kg；重度脱水，补液150~180 mL/kg。对少数营养不良，肺、心、肾功能不全的患儿应根据具体病情另行详细计算。

补液种类：根据溶液中电解质溶液与非电解质溶液的比例可配置不同张力的补充

液，不同类型的脱水应用不同张力的液体，一般等渗性脱水补1/2张含钠液；低渗性脱水补2/3张含钠液；高渗性脱水补1/3张含钠液。若临床判断脱水性质有困难时，可先按等渗性脱水处理。

补液速度：总原则为先快后慢，具体应根据脱水程度、继续损失的量和速度来定。补液主要是指对累积损失量的补充。对重度脱水有明显周围循环障碍者，可先快速扩容，2:1等份含钠液（生理盐水2份+1.4% $NaHCO_2$1份）20mL/kg，于30~60 min内快速输入。其余的累积损失量（已扣除扩容液）根据脱水的性质可选用1/2~2/3张含钠液。补液量轻度脱水50mL/kg、中度脱水50~100mL/kg、重度脱水100~120mL/kg，先给2/3量，等渗和低渗性脱水可在8~12 h内补完，8~10mL/（kg·h），高渗性脱水补液速度宜慢。脱水纠正后，补充继续损失量和生理需要量时，速度宜减慢，于12~16 h内补完，5 mL/（kg·h）。继续损失量按60~80mL/kg补充，用1/4~1/5张溶液；生理需要量按30mL/kg补充，用1/2~1/3复溶液。若吐泻缓解，可酌情减少补液量，或改为口服ORS溶液。

纠正酸中毒：腹泻患儿丢失大量$NaHCO_2$易合并酸中毒，需纠酸治疗。轻度酸中毒因输入的混合溶液中已含有一部分碱性溶液，且输液后循环和肾功能改善，故无需额外补充；重度酸中毒应另加碱性液予以纠正，一般每应用5% $NaHCO_3$5mL/kg或1.4% $NaHCO_3$20mL/kg即可提高HCO_3^-5mmol/L。具体补碱液量可根据临床症状结合血气结果而计算，公式为5%碳酸氢钠的毫升数=体重×0.24×血清碳酸氢根的数值=[-BE]×0.5×体重（kg）。

补钾：钾的补充应以患儿有尿或来院前6 h内有尿为前提。常用氯化钾，一般按3~4mmol/（kg·d）补充，相当于氯化钾22.5~30mg/（kg·d）（钾1mmol=氯化钾7.5mg）和10%氯化钾0.2~0.3mL/kg。缺钾严重时可增量至4~6mmol/（kg·d），相当于氯化钾30~45mg/（kg·d）和10%氯化钾0.3~0.45mL/kg。轻度脱水时，口服补充即可，服用3~4次/d；中、重度脱水时，需静脉补充。补钾溶液浓度不应超过0.3%，每日静脉补钾时间不应少于8 h，切忌将钾盐直接静脉注入，以防出现高钾血症，危及生命。细胞内的钾浓度恢复正常要有一个过程，因此静脉补钾要持续4~6 d以上，能口服时可改为口服补充。

补钙、镁：一般不需常规补充，当患儿有严重腹泻时，尤其是对营养不良和佝偻病患儿在纠正酸中毒后极易出现惊厥，应尽早补钙。可给予10%葡萄糖酸钙溶液，

$1 \sim 2 \, mL / (kg \cdot 次)$（最大量$\leq 10 \, mL$）或$5 \sim 10 \, mL / (kg \cdot 次)$，酌加葡萄糖稀释后缓慢静脉推注。若抽搐不止可考虑低镁者，应给予25%硫酸镁，每次$0.1 \, mL / kg$体重深部肌内注射，每间隔$6 \, h$ 1次，$3 \sim 4$次/d，症状缓解后停用。

②第2日及以后的补液方案：经第1日补液后，脱水和电解质紊乱已基本纠正，第2日以及日后主要是补充继续损失量（防止发生新的累积损失）和生理需要量，继续补钾，供给热量。一般可改为口服补液，若腹泻仍频繁或口服量不足者仍需静脉补液。补液量需根据吐泻和进食情况估算，并供给足够的生理需要量，用$1 / 3 \sim 1 / 5$张含钠液。继续损失量按"失多少补多少""随丢随补"的原则，用$1 / 2 \sim 1 / 3$张含钠溶液予以补充。以上两部分液体于$12 \sim 24 \, h$内均匀静滴。同时仍要注意继续补钾和纠正酸中毒。

3.对症处理

患儿呕吐可口服多潘立酮（吗丁啉），$0.2 \sim 0.3 \, mg / (kg \cdot 次)$，3次/d，饭前$30 \, min$及睡前服用；或肌内注射氯丙嗪$0.5 \sim 1 \, mg / (kg \cdot 次)$。腹痛者可皮下注射解痉剂，如硫酸阿托品$0.01 \, mg / (kg \cdot 次)$，或口服普鲁本辛$0.5 \, mg / (kg \cdot 次)$。腹胀时，可热敷或应用药物新斯的明$0.04 \, mg / (kg \cdot 次)$肌内注射，症状不能缓解者还可采用肛管排气，钾低者补钾。

4.合理应用抗生素

水样便腹泻患者（占70%）多为病毒及非侵袭性细菌所致，可不用抗生素。若伴有明显中毒症状无法用脱水解释者，尤其是对重症患儿、新生儿、小婴儿和衰弱患儿（免疫功能低下），应选用敏感抗生素积极治疗，轻者口服，重者静脉滴注。黏液、脓血便患者（占30%）多为侵袭性细菌感染，应根据临床特点、大便细菌培养和药敏试验结果选用药物。常用药物有庆大霉素，剂量为$10 \sim 15 \, mg / (kg \cdot d)$；氨苄西林、头孢羟氨苄，剂量为$30 \, mg / (kg \cdot d)$；呋喃唑酮，$5 \sim 10 \, mg / (kg \cdot d)$等。年长儿还可应用诺氟沙星$10 \sim 15 \, mg / (kg \cdot d)$。若为金黄色葡萄球菌肠炎、膜性肠炎、伪膜性肠炎或真菌性肠炎应立即停用原用的抗生素，根据情况选用万古霉素、新青霉素、利福平、甲硝唑或抗真菌药物治疗，如制霉菌素，5万$\sim$10万$U / (kg \cdot d)$口服。婴幼儿应用氨基糖苷类及喹诺酮类抗生素时应慎重，应尽量选用其他类抗生素。

5.其他治疗

（1）微生态疗法：有助于恢复肠道正常菌群的生态平衡，抑制病原菌定植和侵袭，控制腹泻。常用有单菌制剂，如整肠生（地衣芽孢）；多菌制剂，如金双歧（长双歧保菌杆菌、嗜热链球菌）、妈咪爱（粪链球菌、枯草杆菌）、普乐拜尔（婴儿双歧嗜酸乳杆菌、粪链球菌、蜡样芽孢杆菌）；死菌制剂，如乐托尔（嗜酸乳杆菌）。

（2）肠黏膜保护剂：能吸附病原体和毒素，维持肠细胞的吸收和分泌功能，增强屏障功能，如蒙脱石粉（思密达）。

（3）锌补充疗法：每日补充含元素锌20 mg制剂（6个月以下10mg／d），服用10～14 d，有助于缩短腹泻病程，减轻腹泻严重程度，并在随后的2～3个月预防腹泻的再次发生。

（二）迁延性和慢性腹泻的治疗

1.病因治疗

因迁延性、慢性腹泻常伴有营养不良和其他并发症，应尽快查明病因，进行对因治疗。切忌长期应用抗生素，以免造成肠道菌群失调。

2.营养治疗

（1）饮食疗法：母乳喂养儿继续给予母乳，暂停辅食。人工喂养儿应调整饮食，小于6个月婴幼儿，可用牛奶加等量米汤或水稀释，或用酸奶，也可在奶中混入谷物，喂6次／d，以保证足够热卡；6个月以上婴儿，可继续进食平时的蔬菜、鱼末或肉末粥、面条等易消化食物，由少到多，由稀到稠。双糖不耐受患儿，其中以乳糖不耐受最多见，因缺乏双糖酶，食用含双糖（包括蔗乳糖、麦芽糖）的饮食会加重腹泻，治疗宜采用去双糖饮食，可食用豆浆（每100mL鲜豆浆加5～10g葡萄糖）、酸奶或去乳糖配方奶粉。过敏性腹泻患儿，在应用无双糖饮食后腹泻仍不改善时，考虑可能是对牛奶或大豆等蛋白质过敏，应避免应用，改用其他饮食。要素饮食由氨基酸、葡萄糖、中链甘油三酯、多种维生素和微量元素组合而成，是肠黏膜受损伤患儿最理想的食物，即使在严重黏膜损害和胰消化酶、胆盐缺乏情况下仍能吸收与耐受，有条件者可以应用。

（2）静脉营养：少数严重患儿，不能耐受口服营养物质，应采用静脉高营养。如10％脂肪乳剂，2～3g／（kg·d）；复方氨基酸，2～2.5g／（kg·d）；葡萄糖，12～15g／（kg·d）；脂溶性维生素注射液（维他利匹特）与水溶性维生素注射液（水乐维他）。维持液量120～150mL／（kg·d），热量209～376kJ（50～90kcal）／kg，可通过外周静脉输入，好转后改为口服。

3.维持内环境稳定

预防和治疗脱水，维持电解质及酸碱的平衡。

4.抗生素治疗

仅在培养出特异性病原后应用，且应根据药物敏感试验选择用药。

5.补充微量元素和维生素

补充锌、铁、烟酸、维生素A、维生素B_{12}、维生素E_1、维生素C和叶酸等，有助于肠黏膜的修复。

6.应用微生态调节剂和肠黏膜保护剂用法同前，具体见"急性腹泻病"。

7.支持治疗

可少量多次输血或血浆治疗。

8.中医治疗

根据病因，如湿热泻、脾虚泻等分别辨证论治，并可配合中药、推拿、捏脊、针灸和磁疗等。

（杨洪伟　陈壮壮　孙　蒙）

第七章　呼吸系统疾病

第一节　急性上呼吸道感染

【概述】

急性上呼吸道感染（acute upper respiratory infection，AURI）简称上感，俗称"感冒"，系由各种病原引起的上呼吸道炎症。急性上呼吸道感染主要用于上呼吸道局部感染定位不确切者。该病主要侵犯鼻、鼻咽和咽部，若炎症在呼吸道某一局部特别突出，为方便治疗可按该炎症所处部位命名，如急性鼻炎、急性咽炎、急性扁桃体炎等。急性上呼吸道感染是小儿时期最常见的疾病，一年四季均可发病，幼儿每人每年平均可发病3~5次。

【诊断】

1.急性上呼吸道感染可由各种病毒和细菌引起，其中90%以上为病毒，10%左右为细菌感染。近年来，由肺炎支原体感染引发的流感亦不少见。

2.由于年龄大小、体质强弱及病变部位的不同，小儿上感的病情可缓、可急，轻重程度也各不同，主要特点为全身反应重、局部呼吸道症状相对较轻。

3.急性上呼吸道感染可分为轻型和重型。轻型主要以鼻塞、流涕、干咳为主，年长儿可有咽部疼痛等呼吸道症状；重型除呼吸道症状外，还可出现高热、精神萎靡、食欲不振、胃肠道症状、咳嗽频繁，有时甚至可出现惊厥等全身不适表现。

4.体检可见咽部充血、扁桃体肿大、部分患儿下颌淋巴结肿大，肠道病毒感染后可出现皮疹。遇特殊类型上感，如疱疹性咽峡炎或咽结合膜热时还可见咽部2~4 mm大小疱疹、滤泡性眼结膜炎。

5.急性上感治疗不及时或病原体毒力较强时，可出现鼻咽邻近器官感染，甚至炎症扩散到全身，引起肾炎、风湿热等并发症。

6.诊断急性上感时需与早期急性传染病、流行性感冒、疱疹性口炎和阑尾炎等疾病相鉴别。

【治疗】

1.一般治疗注意环境的温度和湿度，保持室内空气的新鲜，充分休息，加强营养，多食清淡、易消化的食物，婴儿少量多次喂奶，加强护理，防止并发症的出现。

2.对因治疗

（1）抗病毒治疗

①利巴韦林：具有广谱抗病毒作用，剂量10～15mg/（kg·d），分2～3次口服、滴鼻或经雾化吸入，也可静脉滴注，5～7 d为1个疗程。

②双嘧达莫（潘生丁）：通过抑制RNA病毒及部分DNA病毒达到抗病毒作用，剂量3～5mg/（kg·d），分2～3次口服，3 d为1个疗程。

③其他：也可应用干扰素滴鼻或雾化吸入。腺病毒感染时如出现咽结合膜热，还可应用阿昔洛韦。

（2）抗生素治疗：当细菌感染或病毒感染的后期继发细菌感染时应选用抗生素，常用青霉素类、复方磺胺甲噁唑等，治疗2～3 d后若效果不佳，可更换抗生素种类或考虑为其他病原体感染。若证实为链球菌感染，或既往有风湿热、肾炎病史者，青霉素疗程应达10～14 d。大环内酯类抗生素对肺炎支原体和衣原体感染有特效，代表药物红霉素因胃肠反应大，现已少用，常用药物为阿奇霉素，剂量为10 mg/（kg·d），1次/d口服或静脉点滴，3～5 d为1个疗程。

3.对症治疗

（1）退热：低热且一般状况尚可时，可采用物理降温，用冷敷、温湿敷或酒精浴降温退热。高热或有高热惊厥史者应积极处理，可口服对乙酰氨基酚或布洛芬，也可给予退热栓肛门塞入，根据病情4～6 h可重复用药，但应避免用药量过大，引起体温骤降、多汗甚至虚脱。

（2）止痉：发生高热惊厥者，可予以安定0.3～0.5mg/kg缓慢静推，或苯巴比妥钠10mg/kg，静脉或肌内注射。

（3）减轻鼻塞：部分患儿可有鼻塞症状，轻者可不处理，严重时尤其是婴儿呼吸困难加重时，可在喂奶前应用0.5%麻黄素液或1%利巴韦林液滴鼻。

（4）其他治疗：咽痛者可含服咽喉片；病毒性结膜炎者可用0.1%阿昔洛韦液滴

眼，每1~2h 1次；中耳炎者可局部用药。

4.中药治疗

有较好的效果。常用有板蓝根冲剂、藿香正气水、感冒冲剂、小柴胡冲剂、银翘散或双黄连口服液等。也可静脉输入双黄连针剂，剂量60mg/kg，1次/d，连用3~5d。

第二节　急性感染性喉炎

【概述】

急性感染性喉炎（acute infectious laryngitis）是指由病毒或细菌感染造成喉部黏膜急性弥漫性炎症性疾病。感染引发的炎症多见于声门下部，故又称为"急性声门下喉炎"。本病一年四季均可发病，以冬、春季节多发，且多见于1—3岁婴幼儿。临床表现为"犬吠样"咳嗽、声音嘶哑、喉鸣及吸气性呼吸困难等症状，一般白天症状轻，夜间入睡后病情加重。本病除可由病原体感染引发，也可为麻疹、猩红热等传染性疾病的前驱表现或并发症，若喉部梗阻程度较重，治疗不及时极易造成窒息死亡。

【诊断】

1.起病急、症状重，以发热、声音嘶哑、"犬吠样"咳嗽为主要临床症状，重者还可表现喉鸣甚至失声；体检可见咽喉部充血。吸气性呼吸困难严重者，有烦躁不安或嗜睡、发绀、面色苍白、鼻翼扇动、呼吸三凹征、血压上升、心率加快等表现。喉部分泌物咳出后症状可稍缓解。

2.间接喉镜下可见声带肿胀、声门下黏膜水肿。

3.细菌感染者外周血白细胞多有增高，取咽拭子或喉气管吸出物做细菌培养可呈阳性。

4.本病诊断需与喉水肿、喉痉挛、白喉、急性会厌炎、喉及气管异物等疾病相鉴别。

5.为方便观察和治疗，根据吸气性呼吸困难的轻重以及心脏与神经系统表现将喉梗阻分为4度。

I度：患者仅于活动后出现吸气性喉鸣和呼吸困难，肺呼吸音清晰，有时可闻及痰鸣音，心率无改变。

Ⅱ度：安静时也可有喉鸣和吸气性呼吸困难，肺部闻及喉传导音或管状呼吸音，远端呼吸音听不清，心率加快，120～140次/min。

Ⅲ度：除上述喉梗阻症状外，患儿因缺氧而出现烦躁不安，口唇及指（趾）发绀，面色苍白、恐惧、出汗，肺部呼吸音明显降低，心音低钝，心率快至140～160次/min以上。

Ⅳ度：患儿渐显衰竭、昏睡状态，由于无力呼吸，三凹征可不明显，面色苍白发灰，肺部听诊呼吸音几乎消失，仅有气管传导音，心音极度微弱，心率可快可慢，心律不齐，此期患儿死亡率较高。

【治疗】

1.一般治疗

保持呼吸道通畅，缺氧者给予氧疗，保证足量液体和热量，轻者可进流食或半流食，重者可暂停饮食改为静脉营养，注意酸碱度和电解质的平衡，避免并发症的出现。

2.抗生素疗法

及早针对病原体选用有效的抗生素可明显控制病情、缓解症状，一般应用1种抗生素，病情严重时可取咽拭子做细菌培养，联合用药。

3.对症治疗

（1）镇静：急性喉炎患儿呼吸困难严重时，因缺氧严重多恐惧、烦躁不安，使机体的耗氧量增加，此时应及时应用镇静剂，常用药物有苯巴比妥、安定、水合氯醛和异丙嗪等。其中异丙嗪除有镇静作用外，尚有减轻喉头的水肿和痉挛的作用，剂量为1mg/kg，多数患儿用后效果良好；而氯丙嗪与吗啡则有抑制呼吸的作用，临床较少应用。

（2）雾化吸入：雾化吸入药物，作用部位明确，发挥局部去炎消肿的作用，还可有效缓解支气管的痉挛并可稀释分泌物，效果明显，临床常将1%麻黄素10mL、地塞米松2～5mg加入超声雾化器中吸入。喉部分泌物较多的患儿也可直接喉镜吸痰，同时喷入1%麻黄素。

（3）糖皮质激素：在应用抗生素的同时，为缓解喉部的梗阻症状，可大剂量应用糖皮质激素。凡Ⅱ度以上呼吸困难的患儿可考虑应用，并根据梗阻程度选用不同方法，具体为：Ⅱ度梗阻者，可口服泼尼松1mg／（kg·次），每4～6h1次，一般用药4～6h后呼吸困难症状缓解后即可停药；对Ⅱ度梗阻较重者，可先肌内注射地塞米松2～5mg，后再口服泼尼松；Ⅲ度梗阻者，可静脉滴注地塞米松2～5mg／次，或氢化可的松5～10mg／kg，药物在4～6h内滴完。

（4）气管切开术：Ⅲ度梗阻经药物治疗无效者或Ⅳ度梗阻呼吸困难严重者，应立即施行气管切开术抢救。

第三节　支气管哮喘

【概述】

支气管哮喘（bronchial asthma）简称哮喘，是由多种细胞（如嗜酸性粒细胞、肥大细胞、T淋巴细胞、中性粒细胞及气道上皮细胞等）和细胞组分共同参与的气道慢性炎症性疾病。此种炎症可引发气道高反应性，当接触多种刺激因素时，气道会发生阻塞和气流受限，患者会出现反复发作的喘息、气促、胸闷、咳嗽等症状，常在夜间或清晨发作或加剧，多数患儿可经治疗缓解或自行缓解。支气管哮喘是儿童时期最常见的呼吸道慢性疾病之一，2000年调查显示，我国0—14岁城市儿童哮喘的患病率为0.15%～3.14%。

【诊断】

1.哮喘的诊断标准（2004年中华儿科学会呼吸学组制定）

（1）婴幼儿哮喘诊断标准：①年龄＜3岁，喘息发作≥3次。②发作时双肺闻及呼气相哮鸣音，呼气相延长。③具有特应性体质，如过敏性湿疹、过敏性鼻炎等。④父母有哮喘病等过敏史。⑤排除其他引起喘息的疾病。

凡具有以上第①②⑤条即可诊断婴幼儿哮喘；如喘息发作2次，并具有第②⑤条，诊断为可疑哮喘或喘息性支气管炎；如同时具有第③条和第④条时，可给予哮喘治疗性诊断。

（2）年龄＞3岁儿童哮喘诊断标准：①年龄≥3岁，喘息呈反复发作。②发作时双肺闻及以呼气相为主的哮鸣音，呼气相延长。③支气管扩张剂有明显疗效。④排除其他引起喘息、胸闷和咳嗽的疾病。

对各年龄组疑似哮喘同时肺部有哮鸣音者，可做以下任何一项支气管扩张试验：①用 β_2 受体激动剂或溶液雾化吸入。②0.1%肾上腺素0.01mL／kg皮下注射，最大量<0.3mL／次。在做以上任何一项试验后15～30min，如果说喘息明显缓解及肺部哮鸣音明显减少，或1s用力呼气容积（Expiratory volume，FEV_1）上升≥15%，为支气管扩张试验阳性，可做哮喘诊断。

（3）咳嗽变异性哮喘诊断标准（儿童年龄不分大小）：①咳嗽持续或反复发作大于1个月，常在夜间或清晨发作，运动或遇冷空气或嗅到特殊气味后加重，痰少，临床无感染征象，或经较长期抗生素治疗无效。②支气管扩张剂治疗可使咳嗽发作缓解（基本诊断条件）。③有个人过敏史或家族过敏史，变应原皮试阳性可做辅助诊断。④排除其他原因引起的慢性咳嗽。

2.哮喘的分期诊断

（1）发作期：又分为急性发作期和非急性发作期（慢性持续期）。急性发作期是指患儿突然发生气促、咳嗽、胸闷，常有呼吸困难，以呼气流量降低为其特征，常因接触变应原或刺激物所致。非急性发作期是指患儿虽然没有急性发作，但在相当长的时间内有不同频度或不同程度的症状，如喘息、胸闷和咳嗽。

（2）缓解期：是指经过治疗或未经治疗者，症状、体征消失，肺功能恢复到 FEV_1 或呼气峰流速（PEF）≥80%预计值，并维持4周以上。

【治疗】

1.糖皮质激素可分为吸入、口服和静脉三种方式给药。

（1）吸入给药：哮喘一经确诊即应开始应用糖皮质激素吸入剂。吸入药物可作为长期预防发作的首选用药，常用药物有二丙酸倍氯米松（必可酮）、布地奈德和氟替卡松（辅舒酮）等。

①压力定量吸入气雾剂（pMDI）：糖皮质激素的具体应用剂量。

间歇发作期，维持用量为200～400μg／d，分2～4次吸入，疗程一般1～3年。

因糖皮质激素有口部念珠菌感染、声音嘶哑、上呼吸道不适等不良反应，故常采用储雾罐或干粉剂用药，吸入后用清水漱口以减少不良反应和药物口腔吸收。

②干粉吸入剂：常用布地奈德都保、丙酸氟替卡松栓剂和丙酸倍氯米松胶囊。干粉吸入剂比压力定量吸入气雾剂（pMDI）方便，吸入下呼吸道药物量较多。

③雾化溶液：布地奈德悬液，经以压缩空气或高流量氧气为动力的射流装置雾化

吸入，对患儿吸气配合的要求不高，起效较快，各年龄均可应用，适用于急性发作期治疗，亦可长期吸入用于预防性治疗，剂量为0.5～1mg／次，1～2次／d。

（2）口服用药：急性发作时病情较重，或吸入高剂量激素疗效不佳的患儿，早期可加用口服糖皮质激素以防病情恶化。常用泼尼松短程治疗，用药时间1～7d，剂量1～2mg／（kg·d），总量不超过40mg，分2～3次。对糖皮质激素依赖型哮喘可采用隔日清晨顿服，但应尽量避免长期使用。

（3）静脉用药：哮喘严重发作时，可静脉滴注激素，如甲泼尼龙1～2mg／（kg·次），每4～6h 1次；或琥珀酸氢化可的松5～10mg／（kg·次），2～3次／d，一般短期应用，待症状缓解2～5d内停药。若需全身长期应用糖皮质激素（＞10d）者，不宜骤然停药，在停静脉用药后需口服减量维持，以免复发。

2.β₂受体激动剂　糖皮质激素控制哮喘发挥作用常在用药2～4d后，而β₂受体激动剂等支气管扩张剂的起效时间却很短，如短效制剂作用时间4～6h，长效制剂作用时间8～12h，因此控制症状发作时两者常同时应用。

目前推荐联合吸入糖皮质激素和长效β₂受体激动剂治疗哮喘，联合应用具有协同抗炎和平喘作用，可获得相当于或优于吸入加倍剂量的糖皮质激素时的疗效，并可以增加患儿的依从性，减少较大剂量糖皮质激素的不良反应，尤其适用于中重度哮喘患儿的长期治疗。

部分患儿使用β₂受体激动剂后无效，可能为气道被痰栓阻塞、严重缺氧，或酸中毒引起支气管平滑肌β₂受体缺乏反应所致，此时药物应避免大量重复应用，以免发生意外死亡。

（1）吸入药物：最常使用，包括气雾剂、干粉剂和雾化溶液，直接作用于支气管平滑肌，平喘作用快，通常数分钟内起效，是缓解哮喘急性症状的首选药物，也可作为运动性哮喘的预防药物。全身不良反应有心悸、骨骼肌震颤、心律失常、低血钾，但多数较轻，应按需使用。不宜长期单一使用，若用量超过4次／d，或每月用量＞12罐气雾剂时，应在医师指导下使用或调整用药。严重哮喘发作时，可以在第1h内每20min吸入短效β₂受体激动剂溶液1次，然后根据病情每2～4h吸入1次。

常用药物有以下几种，发作时可选其中任意一种。其中①～④为短效β₂受体激动剂，⑤～⑥为长效β₂受体激动剂。

①沙丁胺醇（溶液）：用法为0.5%沙丁胺醇溶液0.01～0.03mL／（kg·次），最大量1mL，

用2~3mL生理盐水稀释，每4~6h雾化吸入1次，其气雾剂每揿100μg，1~2揿/次，3~4次/d。

②沙丁胺醇（粉剂）：每囊泡200μg，1囊泡/次，3~4次/d。

③特布他林：每揿250μg，1~2揿/次，3~4次/d。

④非诺特罗氢氧化物（备劳特）：用法为0.5%备劳特0.05mg/kg，加入2~3mL生理盐水稀释，每4~6h雾化吸入1次。

⑤沙美特罗：经气雾剂或栓剂装置给药，吸入30min后起效，维持12h以上。

⑥福莫特罗：经气雾剂或都保装置给药，吸入3~5min起效，维持8~12h，平喘作用具有剂量依赖性。多用于预防夜间哮喘发作。此外该药起效迅速，可以按需用于急性哮喘发作的治疗。

（2）口服药物：长效β₂受体激动剂类药物的分子结构中有较长侧链，具有较强的脂溶性及对β₂受体较高的选择性，作用强而持久（10~12h），可降低气管高反应性；与糖皮质激素联用可减少后者用量，具协同作用；不易产生耐药性，对心血管作用极小。常在睡前应用可防治夜间和清晨发作。常在口服15~30min后起效，一般用于轻、中度持续发作的患儿。

常用药物有以下几种，发作时可选其中任意一种。其中①~④为短效β₂受体激动剂，⑤~⑥长效β₂受体激动剂。

①沙丁胺醇：沙丁胺醇片，剂量0.1~0.15mg/（kg·次），2~3次/d。

②特布他林（博利康尼）：2.5mg/片，1—2岁1/4~1/3片/次，3—5岁1/3~2/3片/次，6—14岁2/3~1片/次，3次/d。

③普鲁特罗：25μg/片，6岁以上1片/次，6岁以下1.25μg/（kg·次），每晚睡前服用，12h1次。

④富马酸福莫特罗干糖浆：0.1g/（kg·d），2~3次/d。

⑤盐酸丙卡特罗：口服15~30min起效，维持8~10h，且具有抗过敏作用。年龄≤6岁的患儿1.25μg/kg或0.25mL/kg，1~2次/d；年龄>6岁的患儿25μg或5mL，1~2次/d。

⑥班布特罗（邦备）：口服作用持久，半衰期约13h，有片剂及糖浆。2—5岁者，5mg或5mL；5—12岁者，10mg或10mL，1次/d，睡前服用。

（3）静脉用药：沙胺丁醇，剂量为2.5μg/（kg·次）静脉滴注，1mL/min，持续应用4~6 h。若仍有发作，8 h后可重复用药1次。

3.茶碱类

既可用于哮喘急性发作，也可用于慢性哮喘。氨茶碱静脉滴注，首次给负荷量4~5 mg/kg，然后以0.75~1 mg/（kg·h）维持静点。氨茶碱的有效浓度与中毒浓度很接近，治疗中应进行血药浓度监测，年龄≤2岁应维持在10~15 mg/L，或6 h内用过茶碱制剂者不用负荷量。药物100 mg/片，4~5 mg/（kg·次），每6~8 h 1次。缓释茶碱（茶喘平），作用时间较长，6~8 mg/（kg·次），12 h 1次，多用于慢性和夜间发作者。

常见不良反应有胃肠道（恶心、呕吐）及心血管（心律失常、血压下降）。过量时可引起抽搐、昏迷甚至死亡。发热、肝病、心力衰竭合并用大环内酯类抗生素、西咪替丁及喹诺酮类时，会增加其不良反应，与酮替芬合用时可以增加清除率，缩短其半衰期，应尽量避免同时使用或调整用量。

4.抗胆碱药

可抑制气管平滑肌上的M_1受体，松弛平滑肌，降低细胞内cAMP和cGMP比值，抑制肥大细胞的介质释放，有一定的支气管舒张作用，常与β_2受体激动剂合用。常用0.025%溴化异丙托品，0.06 mL/（kg·次），用2~3 mL生理盐水稀释，3~4次/d雾化吸入。异丙托溴铵气雾剂，20 μg/揿，1~2揿/次，3~4次/d。

5.白三烯调节剂

是一类新的非糖皮质激素抗炎药，能抑制气管平滑肌中的白三烯活性，并预防和抑制白三烯导致的血管通透性增加、气管嗜酸粒细胞浸润和支气管痉挛，能减轻变应原、运动等诱发的支气管痉挛。白三烯调节剂可分为白三烯受体拮抗剂（孟鲁司特、扎鲁司特）和白三烯合成酶抑制剂。主要用于过敏原诱发的哮喘、运动诱发的哮喘以及阿司匹林诱发的哮喘。与吸入型糖皮质激素联合应用于治疗中、重度持续哮喘患儿，可以减少糖皮质激素的剂量，并提高吸入型糖皮质激素的疗效。该药耐受性好，不良反应少，服用方便。

（1）孟鲁司特（顺尔宁）：用于2岁以上小儿哮喘预防及长期治疗，1次/d口服，2—5岁儿童的使用剂量为4 mg/d，6—14岁儿童的使用剂量为5 mg/d，15岁以上儿童的使用剂量为10 mg/d。

（2）扎鲁司特（安可来）：适用于7岁以上儿童哮喘的长期预防治疗，但不适用哮喘发作期的解痉治疗。剂量为10mg/d，2次/d。

6.其他药物

（1）奈多罗米（尼多酸钠）：应用奈多罗米气雾剂，每揿含药2mg，12岁以上儿童用量为2揿/次，4次/d，症状控制后2次/d。

（2）色甘酸钠：属肥大细胞膜稳定剂，虽无直接平喘作用，但适用于轻度哮喘的长期治疗，也可作用于预防运动性哮喘，防止干冷空气等诱发的喘息发作。不良反应极少，可长期安全使用。该药口服吸收差，只能雾化吸入。色甘酸钠气雾剂2~5mg/揿，2揿/次，3~4次/d。

（3）抗组胺药物：如西替利嗪、氯雷他定（克敏能）和酮替芬等可配合应用，特别对具有明显特应性体质者，如伴变应性鼻炎和湿疹等患儿有效。酮替芬的主要不良反应是嗜睡，不推荐应用于儿童。

7.哮喘持续状态的治疗

（1）氧气治疗：哮喘持续状态患儿常有明显的低氧血症。应给予充分饱和湿化的氧疗，吸氧浓度以30%~50%为宜。用面罩雾化吸入氧气较鼻塞法效果更佳，使PaO_2保持在70~90 mmHg为宜，若无效应立即寻找其他原因，如肺炎或肺不张或大量分泌物存积等。低氧血症的改善有利于周围组织，特别是呼吸肌的供氧。改善缺氧性肺血管收缩及降低肺动脉高压，防止支气管收缩作用引起的低氧血症。

（2）β_2受体激动剂：是哮喘的紧急治疗的首选用药，虽然有患儿平时已用了很多β_2受体激动剂，还应继续给予β_2受体激动剂，与哮喘持续状态引起的危险相比，β_2受体激动剂的毒性可以忽略。常应用短效β_2受体激动剂雾化吸入。哮喘持续状态时，可用较大剂量吸入，如用5mg的沙丁胺醇，相当于用定量吸入气雾剂的5倍，吸入时呼吸和吸入动作无需协调，可减少患者用药的紧张。开始第1h可每隔20min吸入1次，并监测心率及呼吸情况，待病情好转可每4~6h吸入1次。在没有雾化吸入水溶液的情况下，亦可用气雾剂，但需借助吸舒或塑料杯（底部打洞将塑料杯扣患儿口、鼻上面），将定量气雾吸入器连续按2~4下。

（3）糖皮质激素：糖皮质激素和β_2受体激动剂联合应用是治疗哮喘持续状态的基础。糖皮质激素的作用主要有：①抗炎。②抗过敏，减少血管通透性。③提高β_2受体兴奋性。④抑制腺体分泌，改善通气。⑤促使淋巴细胞解体，干扰体液免疫。⑥抑制组胺释放。⑦增加白细胞溶酶体膜的稳定性。严重哮喘者对糖皮质激素的反应迟钝，通常在4~6 h后才发挥作用，而一般在不太重的患者约1 h即可起效，所以对严重哮喘发作患者应尽早使用糖皮质激素。

常用药物有氢化可的松5~10 mg/kg，静脉滴注1次/6 h，连用3~5 d；也可选用琥珀酸氢化可的松4~8 mg/kg；或甲泼尼龙0.5~2.0 mg/（kg·次），静脉滴注6 h 1次。好转后改口服泼尼松，1~2 mg/（kg·d）（最大量40 mg/d），分2~3次服，连用3~7 d后停药，如连续用药超过7 d，应逐渐减量。

儿童危重哮喘时，大剂量吸入糖皮质激素可能有一定帮助，但病情严重时不能以吸入治疗替代全身糖皮质激素治疗，以免延误病情。

（4）氨茶碱：应用负荷量4~5 mg/kg，要求在20~30 min内静脉滴注，之后30~60 min，若条件允许应监测氨茶碱血药浓度，如＞20 μg/mL，则停止继续给维持量，如＜10 μg/mL可适当增加药量，维持量为0.8~1.0 mg/（kg·h）。如不用维持静脉给药，亦可用氨茶碱5 mg/kg，重复静脉滴注6 h 1次。在开始给该药前，若6 h内已用过氨茶碱，则不应给负荷量，在患者无氨茶碱中毒症状情况下，可给3 mg/（kg·次），以后测氨茶碱血药浓度，再计算用量。

（5）注射用β肾上腺素能激动剂

①肾上腺素皮下注射：经吸入β₂受体激动剂和静点氨茶碱不能缓解时，或对极度烦躁、无法吸入β₂受体激动剂，或气管存在广泛黏液栓塞，以及严重支气管痉挛以致吸入药物无法起到作用时，可皮下注射1∶1 000肾上腺素，0.01 mL/（kg·次），儿童最大量不超过0.3 mL/次。

②异丙肾上腺素：在以上治疗措施均无效且无支气管插管条件时，可试用异丙肾上腺素静脉滴注。开始以0.1 μg/（kg·min）缓慢滴注（0.5 mg异丙肾上腺素加入10%葡萄糖溶液100 mL中，每毫升液体含药5 μg），在心电及血气监护下，每10~15 min后可按0.1 μg/（kg·min）增加剂量，最大量不超过4~6 μg/（kg·min）。当PaO_2及通气功能改善或心率达180~200次/min时停用。症状好转可维持用药24 h。但近年来，由于推广采用以吸入治疗为主的综合治疗，目前已很少静脉应用异丙肾上腺素，因此药物有心律失常等不良反应，用药时应慎重，需严格掌握用药适应证。

（6）硫酸镁：镁离子舒张支气管的机制尚不完全清楚，考虑其可能通过激活腺苷酸环化酶，促进环磷酸腺苷的生成，抑制肥大细胞释放介质，提高肾上腺素能受体的活性，降低支气管平滑肌的紧张度。一般在静脉注射用药后20 min即有明显扩张支气管作用，对极度烦躁的患儿，镁离子还有镇静作用。

硫酸镁是一种安全的危重哮喘治疗药物，有助于危重哮喘症状的缓解。药物剂量为25～40 mg／（kg·d）（最大剂量≤2 g／d），分1～2次，加入10%葡萄糖溶液20 mL缓慢静脉滴注（20 min以上），酌情使用1～3 d。不良反应包括一过性面色潮红、恶心等，通常在药物输注时发生，用药时需观察呼吸、血压变化。如过量可静注10%葡萄糖酸钙溶液拮抗。也可将硫酸镁溶液，按25 mg／（kg·次）加入生理盐水中，3～4次／d雾化吸入。

（7）维持体液及酸碱平衡

①补液：本症常伴有轻或中度脱水，开始可给予1／3张含钠液，最初2 h内补液5～10 mL／（kg·h），以后用1／5～1／4张含钠液维持补液，见尿液情况后补钾，根据年龄及脱水程度，一般输液总量为50～100 mL／（kg·d）。

②纠酸：可改善β_2受体对儿茶酚胺的反应性。哮喘持续状态常有呼吸性酸中毒，应以改善通气来纠正，若存在代谢性酸中毒可采用吸氧、补液纠正，有明显代谢性酸中毒时可应用5%碳酸氢钠溶液：碱性溶液（mmol）＝0.5×体重（kg）×[−BE]（碱缺乏）。

（8）其他对症治疗

①镇静剂：一般情况不用，若需要可选用10%水合氯醛溶液，其他镇静剂应慎用或禁用。在气管插管条件下，可用地西泮。

②祛痰剂：给予沐舒坦15～30 mg静脉滴注，或糜蛋白酶5 mg雾化吸入。

③强心剂：如确有心力衰竭，可用洋地黄制剂，否则不用或用α受体阻滞剂。

④抗生素：在合并细菌感染时可用，但对哮喘持续状态的缓解过程及其并发症无明显改善作用。

（9）机械通气：在哮喘持续状态，应用药物治疗12 h后无反应的呼吸衰竭患儿须进行气管插管、呼吸机辅助通气治疗。机械呼吸的指征：

①持续严重的呼吸困难。

②呼吸音减低到几乎听不到哮鸣音及呼吸音。

③因过度通气和呼吸肌疲劳而使胸廓运动受限。

④意识障碍，烦躁或抑制甚至昏迷。

⑤吸入40%氧气而发绀且毫无改善。

⑥$PaCO_2 \geq 65\,mmHg$、Woods计分≥ 7分。

8.免疫疗法

有特异性免疫疗法，如脱敏治疗和非特异性免疫疗法；制剂有胸腺素、卡介苗、卡介苗多糖核酸、必思添、乌体林斯、哮喘菌苗、核酪注射液、转移因子等。

9.教育和管理哮喘

是一种慢性疾病，通过对患儿及家长进行哮喘基本防治知识的教育，调动其对哮喘防治的主观能动性，提高依从性，避免各种触发因素，巩固治疗效果，提高生活质量。同时，加强对医护人员的教育并更新其哮喘防治知识，也是哮喘防治中不可缺少的环节之一。

（1）教育内容：①哮喘的本质。②如何寻找及避免诱发哮喘发作的各种因素。③哮喘发作的先兆、症状规律及相应处理。④做好日常自我监测，掌握呼气峰速仪的测定方法、记录及判断，学会记录哮喘日记。⑤了解各种长期控制及快速缓解药物的作用特点、使用方法（特别是吸入技术）及不良反应的预防。⑥哮喘加重的征象、应急措施和急诊指征。

（2）教育方式：①医患（亲属）双方共同制订治疗方案，并可以进行个别咨询指导。②通过座谈、交流会、讲座、夏（冬）令营和联谊会等进行集中系统的哮喘教育。③通过广播、电视、报刊、科普杂志或书籍等推广哮喘知识。④应用电子网络或多媒体技术传播哮喘防治知识。

哮喘的教育必须注意个体化，遵照循序渐进原则，多次强化，逐步深入。形式必须多样，尤其是对儿童患者，必须丰富多彩，结合娱乐、竞赛和郊游等，讲究实效。对医师和护士的哮喘教育也不可忽视，特别是基层医务人员，需通过各种途径提高他们对哮喘的认识水平，以配合对哮喘患儿的日常教育和管理。

（3）管理目标：①让哮喘患儿及其亲属对哮喘防治有一个正确、全面的认识和良好的依从性，坚持治疗，不轻信虚假广告，不中断治疗，严防乱投医。②使哮喘患儿及其亲属具有自我控制疾病的能力，预防各种触发因素，及早控制哮喘发作，减少发作次数，减轻发作程度，将哮喘急症降低至最少或没有。③使患儿肺功能维持或接近正常水平，提高患儿的生活质量，让其参加正常的活动、学习、游戏及体育活动，享受健康生活。④使药物不良反应发生率降至最低，甚至没有。

（4）长期管理的内容：①以医院专科为基础，建立哮喘之家、哮喘俱乐部或哮喘联谊会等组织。②通过社区，纳入社区医疗慢性病管理范畴，定期监护。③建立哮喘患者档案及长期防治计划。④通过各种形式进行长期、定期随访。哮喘的长期管理必须在加强哮喘教育基础上，让患儿及其亲属能主动与专科医师、护士合作，建立伙伴关系，定期接受指导和随访，树立专科医师、护士的信誉至关重要。

第四节　肺　炎

【概述】

肺炎（pneumonia）是由不同病原体或其他因素所致的肺部炎症性疾病。常见的病原体有细菌、病毒、支原体和衣原体等。按病理形态改变，肺炎可分为小叶性肺炎（支气管肺炎）、大叶性肺炎和间质性肺炎。广义的支气管肺炎包括小叶性肺炎和间质性肺炎。小儿支气管肺炎最常见，是我国儿童最常见的疾病，尤其是婴幼儿发病率很高。全年均可发病，以冬、春季节较多。营养不良、维生素D缺乏性佝偻病、先天性心脏病及低出生体重儿等更易发生本病。

【诊断】

1.急性发病；发热，热型不规则；咳嗽较频，由刺激性干咳到多痰咳嗽；小婴儿可口吐泡沫。

2.呼吸急促，呼吸困难，可见鼻翼扇动、三凹征、点头呼吸，重者口鼻周围发绀。

3.肺部听诊早期仅为呼吸音粗糙，以后为固定的中、细湿啰音。

4.胸部X线表现早期为肺纹理增粗，以后为两下肺或单侧斑片状阴影。

5.重症者可并发心力衰竭、中毒性肠麻痹、中毒性脑病、呼吸衰竭、酸中毒等。

具有上述第1～3项或1～4项或1～5项可诊断为肺炎。

【治疗】

采取综合措施，积极控制炎症，改善通气功能，对症治疗，防治并发症。

1.一般治疗

常规保持室内空气流通，保持呼吸道通畅，清除呼吸道分泌物。加强营养，保证每日蛋白质、维生素及水分的摄入。避免交叉感染。

2.抗生素治疗

2001年中华儿科学会呼吸学组制订了肺炎的抗生素治疗方案：①选用敏感抗生素。②早期用药。③重者2种联用。④足量、足疗程、静脉用药。⑤选用下呼吸道浓度高的药物。在病原菌不明时，可根据社区获得性肺炎（CAP）与院内获得性肺炎（HAP）病原学、病情严重程度、年龄、X线胸片，及当地细菌流行病学资料来经验性选用抗生素；CAP经验性治疗至少应覆盖肺炎链球菌、流感嗜血杆菌和葡萄球菌。在病原学明确时，按不同病原体药敏试验选用抗生素。

（1）CAP经验性治疗：至少应覆盖肺炎链球菌和流感嗜血杆菌，严重者应覆盖葡萄球菌，一般是甲氧西林敏感的金色葡萄球菌（MSSA），甲氧西林敏感表皮葡萄球菌（MSSE）。

①轻至中度CAP：首选青霉素、氨苄西林、阿莫西林或第一代头孢菌素，如头孢氨苄、头孢唑林、头孢拉定、头孢羟氨苄。备选第二代口服头孢菌素，如头孢克洛、头孢丙烯等。

②重度CAP：方案1，阿莫西林+克拉维酸（或氨苄西林+舒巴坦）；方案2，头孢呋辛、头孢曲松或头孢噻肟；方案3，苯唑西林或氯唑西林（疑为MSSA或MSSE感染）；方案4，大环内酯类+头孢曲松或头孢噻肟（疑合并有支原体或衣原体感染）。

（2）HAP经验性治疗

①轻至中度HAP：选用重度CAP方案1~方案4中之一。

②轻至中度HAP并伴有下列危险因素之一，如原有心肺基础疾病、恶性肿瘤、机械通气、长期ICU、长期使用抗生素、长期使用糖皮质激素或其他免疫抑制剂、胸腹部手术后、昏迷并吸痰者、糖尿病、肾功能不全者。方案5，（上述重度CAP方案1~方案4中之一）+克林霉素或甲硝唑，疑有厌氧菌感染者使用；方案6，替卡西林+克拉维酸或哌拉西林+他唑巴坦，疑有铜绿假单胞菌感染者使用。

③轻至中度HAP伴上述多种危险因素：应用下述重度HAP方案。

④重度HAP：方案7，头孢他啶或头孢哌酮+舒巴坦或头孢吡肟（疑有铜绿假单胞菌等革兰阴性菌感染）；方案8，方案6或方案7+氨基糖苷类（>6岁或病情严重者）；方案9，亚胺培南或美洛培南[疑有产超广谱β内酰胺酶（ESBL）细菌感染者]；方案10，（方案6~方案9之一）+万古霉素或去甲万古霉素或替考拉林（替考拉宁），（疑有

MRSA或MRSE感染者使用）。

（3）明确病原菌后治疗

①肺炎链球菌青霉素敏感者，首选青霉素或氨苄西林。青霉素低度耐药者可用大剂量青霉素，也可用第一代或第二代头孢菌素，备选头孢曲松或头孢噻肟。青霉素高度耐药者（耐青霉素肺炎链球菌PRSP感染）首选万古霉素或头孢曲松钠头孢噻肟。

②流感嗜血杆菌，首选阿莫西林+克拉维酸或氨苄西林+舒巴坦，备选第二或第三代头孢菌素或新大环内酯类（罗红霉素、克拉霉素、阿奇霉素）。

③葡萄球菌MSSA、MSSE，首选苯唑西林或氯唑西林，备选第一或第二代头孢菌素。MRSA、MRSE首选万古霉素或去甲万古霉素或替考拉林，可联用利福平。

④卡他莫拉菌，首选（阿莫西林+克拉维酸），备选第二或第三代头孢菌素或新大环内酯类。

⑤肠杆菌科（大肠杆菌、克雷白杆菌、变形杆菌等）首选头孢曲松或头孢噻肟，可联用阿米卡星或奈替米星，备选替卡西林+克拉维酸、氨曲南、亚胺培南或第四代头孢菌素，如头孢吡肟等。

⑥铜绿假单胞菌（绿脓杆菌），首选替卡西林+克拉维酸、哌拉西林+他唑巴坦、美洛西林、头孢他啶、头孢哌酮+舒巴坦或头孢吡肟，可联用阿米卡星或奈替米星，备选阿米卡星或奈替米星联用氨曲南或亚胺培南。

⑦B族链球菌，首选青霉素（大剂量）、阿莫西林或氨苄西林。

⑧厌氧菌首选青霉素联用克林霉素、甲硝唑、阿莫西林+克拉维酸或氨苄西林+舒巴坦。

⑨单核细胞增多性李斯特菌，首选阿莫西林或氨苄西林。

⑩嗜肺军团菌，首选红霉素、新大环内酯类，重症者可联用利福平。

（4）用药疗程：疗程抗生素有效者，一般用至热退及呼吸道症状明显改善后3～7 d。抗生素疗程在肺炎链球菌肺炎为7～10 d，流感嗜血杆菌肺炎14 d，葡萄球菌尤其是MRSA、MRSE肺炎28 d，肠杆菌肺炎14～21 d，铜绿假单胞菌肺炎21～28 d，嗜肺军团菌、支原体或衣原体肺炎21 d或更长，真菌性肺炎1～2个月。

3.抗病毒治疗

（1）利巴韦林：10 mg／（kg·d），肌内注射或静脉滴注，也可超声雾化吸入。

（2）干扰素：雾化吸入比肌内注射疗效好，疗程3～5 d。

（3）聚肌胞：该药为干扰素的诱生剂，可增强机体抗病毒能力。年龄＜2岁者隔日肌内注射1mg，年龄＞2岁者隔日肌内注射2mg，连用3～6次。

4. 对症治疗

（1）氧疗：有喘憋、呼吸困难、发绀者，应立即吸氧。鼻前庭给氧，氧流量0.5～1.0L/min；面罩给氧，氧流量2～4L/min。有呼吸衰竭者必要时应用呼吸机辅助呼吸。

（2）祛痰剂：可选溴己新、沐舒坦、复方甘草合剂、小儿消积止咳糖浆、羚贝止咳糖浆等。

（3）雾化吸入：雾化液中加入糜蛋白酶、沐舒坦、庆大霉素、利巴韦林或干扰素等。

（4）支气管解痉剂：喘憋严重者可选用氨茶碱、β_2受体激动剂或糖皮质激素。

（5）补液：保证每日液体摄入量，重症患儿每日总液量不超过60～80mL/kg，液体张力1/5～1/3，输液速度＜5mL/（kg·h）。注意维持酸碱平衡和电解质平衡。

（6）糖皮质激素：重症肺炎伴喘憋及有中毒性脑病患儿，可用糖皮质激素3～5d，常用地塞米松。

5. 其他治疗

在恢复期肺部湿啰音仍不消失者，可进行超短波理疗，促进肺部炎症消散、吸收。

（杨洪伟 曹建平）

第八章　心血管系统疾病

第一节　病毒性心肌炎

【概述】

病毒性心肌炎（viral myocarditis）是多种病毒侵犯心脏，引起局灶性或弥漫性心肌间质炎性渗出及心肌纤维变性、坏死或溶解，导致患者出现不同程度的心肌受损、心功能障碍、心律失常和全身症状的感染性疾病，有时疾病还可伴有心包或心内膜的炎症改变。本病可发生于任何年龄，是儿科常见的心脏疾病之一。儿童中可引起心肌炎的主要病毒有柯萨奇病毒（B组和A组），其次是脊髓灰质炎病毒、埃可病毒、腺病毒、传染性肝炎病毒、流感和副流感病毒、麻疹病毒、单纯疱疹病毒以及流行性腮腺炎病毒等。小儿患上述病毒感染机会很多，但多数处于潜伏状态，不发生心肌炎，当机体遇到发热、缺氧、剧烈运动、细菌感染、疲劳、应用激素、免疫抑制剂等条件时，可使机体抵抗力降低，病毒繁殖增速而促使发病。病毒性心肌炎的发生除与病毒及其毒素经血液循环直接侵犯心肌细胞有关外，变态反应或自身免疫反应可能也参与了疾病的进展。

【诊断】

1.临床诊断依据

（1）主要指标：①急、慢性心功能不全或心脑综合征。②有心脏扩大（X线、超声心动图检查具有表现之一）。③心电图（包括Holter监测），以R波为主的2个或2个以上主要导联（I、II、aVF、V_5）的ST-T改变持续4 d以上，有明显其他心律失常，如窦房、房室、完全左或右及双、三束支传导阻滞。多形、多源、成对或并行性期前收缩，低电压及异常Q波。④发病1个月内血清酸磷肌酸激酶同工酶（CK-MB）增高。⑤心肌肌钙蛋白（cTnI）阳性。

（2）次要指标：①发病同时或前1个月有病毒感染史。②有明显乏力、苍白、多汗、心悸、气短、胸闷、头晕、手足凉、肌痛或腹痛等症状(至少2项),小婴儿可有拒食、发绀、四肢凉。③心尖区第一心音明显低钝或安静时心动过速。④心电图有轻度异常。⑤发病数月内血清LDH-1、α-HBDH、AST增高。

2.病原学诊断依据

(1)自患儿心包穿刺液、心包、心肌或心内膜组织分离到病毒,或特异性抗体阳性。

(2)自患儿粪便、咽拭子或血液分离到病毒,且恢复期血清同型抗体滴度较第一份血清升高或下降4倍以上。

(3)病程早期患儿血清特异性IgM抗体滴度在1:128以上。

(4)聚合酶链反应或病毒核酸探针原位杂交法,自患儿心肌或血中查到病毒核酸。

3.确诊条件

(1)凡具有主要指标2项,或主要指标1项及次要指标2项者(含心电图指标1项)可临床诊断为心肌炎。

(2)同时具备病原学指标一项者,可诊断为病毒性心肌炎。在发病同时伴有其他系统病毒感染者(如腮腺炎)而无条件进行病毒学检查时,结合病史可考虑心肌炎系病毒引起。

(3)凡不完全具备确诊条件,但临床怀疑为心肌炎时,可作为"疑似心肌炎"给予必要的治疗并长期随访,在随访过程中,根据病情变化确诊或除外心肌炎。

(4)在考虑上述条件时,应除外其他器质性心脏病,如先天性房室传导阻滞、Q-T间期延长综合征、川崎病、β受体功能亢进和迷走神经亢进,以及电解质紊乱或药物引起的心电图改变。

【治疗】

1.卧床休息

对病毒性心肌炎的患儿,卧床休息可减轻心脏负担及减少耗氧量,对疾病的治疗有至关重要的作用。急性期至少应卧床休息至热退后3~4周,有心功能不全、心脏扩大或并发心力衰竭者更应注意休息,卧床休息的时间可延长至3~6个月,待病情好转或心脏缩小后方可逐步开始活动,但恢复期的活动仍应受到限制,随病情的好转活动量逐渐增加,时间至少3个月。

2.防治诱因

应严防各种诱因，尤其是细菌感染，一旦发生，必须及时治疗。一般情况下，常规应用青霉素1~2周，若耐药可选用氨苄西林或头孢菌素类抗生素，以防治链球菌感染。如青霉素过敏，可用红霉素或阿奇霉素等代替。

3.抗病毒治疗

在疾病的早期可应用抗病毒药物。

（1）利巴韦林：剂量为10~15mg/（kg·d），静脉点滴，也可口服、滴鼻或经雾化吸入，5~7d为1个疗程。

（2）α-干扰素：具有广谱的抗病毒能力，可抑制病毒繁殖。用法为1支/d，肌内注射，5~10d为1个疗程，若病情需要可再重复应用1~2个疗程。

（3）双嘧达莫（潘生丁）：剂量为3~5mg/（kg·d），分2~3次口服，3d为1个疗程。

4.抗氧化剂治疗

（1）维生素C：快速静脉滴入大剂量维生素C，可有效消除氧自由基，具体用法为维生素C 100~200mg/（kg·次）快速静脉滴入，1次/d；重症患者，还可将同等药量的维生素C加入20~50mL葡萄糖液中缓慢静脉推注，3~4周为1个疗程。病情好转后，可改维生素C口服，并加用维生素E同服，50mg/次，1~3次/d。

（2）维生素E：维生素E可与细胞内线粒体、内质网等处的酶结合，保护膜的结构，防止脂质的过氧化，有明显的抗自由基氧化的作用。剂量为200~300mg/（kg·d），口服。

（3）辅酶Q10：辅酶Q10对感染的心肌细胞有保护作用，常用剂量5~10mg/（kg·d），肌内注射，1次/d，连用10~14d；之后口服20mg/（kg·d），2次/d，持续使用2~3个月。

（4）丹参：有研究发现，丹参能降低氧自由基的产生，具有抗氧化作用。常用丹参注射液2~4mL/d加入10%葡萄糖溶液50~100mL中静脉滴注，1次/d，连用15d，休息3d，此为1个疗程。若病情未恢复者，可继续再重复用药2~3个疗程。

（5）卡托普利：新近发现，卡托普利也具有直接清除氧自由基作用，可试用。剂量为小儿1~6mg/（kg·d），分3次服用。

5.营养心肌治疗

（1）果糖：1，6-二磷酸果糖可改善心肌代谢，有保护心肌、减轻组织损伤程度的作用。剂量为 $100 \sim 250\,mg/(kg \cdot d)$，按 $10\,mL/min$ 速度静脉快速滴入，1次/d，连用2周。轻者可口服瑞安吉，剂量 $5 \sim 10\,mg/(kg \cdot 次)$，2 ~ 3次/d。

（2）能量合剂：为提供心肌细胞代谢的能量，常用三磷酸腺苷20mg、辅酶A $50 \sim 100\,U$，静脉点滴，也可同时加用10%氯化钾溶液6 ~ 8mL，胰岛素4 ~ 6U联合静脉滴入，1次/d。

（3）注射用环磷腺苷：$2.0 \sim 3.0\,mg/(kg \cdot d)$，加入10%葡萄糖溶液50 ~ 100mL中静滴，1次/d，疗程10 ~ 14d。

（4）中药治疗：黄芪有抗病毒和保护心肌的作用，可长期口服或肌注。另外，麦冬、五味子、党参等中药对心肌也有营养作用，并且可抑制病毒、调节免疫，也可作为临床辅助用药。

6.免疫制剂治疗

（1）免疫调节剂：免疫球蛋白是一种免疫调节剂，近些年来开始应用于急性重症病毒性心肌炎的治疗中。常用剂量为重症患儿 $2\,g/(kg \cdot 次)$，单剂在24h内缓慢静脉注射；或 $400\,mg/(kg \cdot d)$，静脉滴注，连用3 ~ 5d。因静脉输入大剂量免疫球蛋白可增加心室前负荷，故输入速度宜慢，有心力衰竭患儿应慎用，必要应用时应密切观察心力衰竭症状是否恶化，并注意有无过敏反应。

（2）免疫抑制剂

①糖皮质激素治疗：轻症患儿多不主张应用。对重型患者合并心源性休克、致死性心律失常（Ⅲ度房室传导阻滞和室性心动过速）、心力衰竭经洋地黄等治疗未能缓解者，或心肌活检证实慢性自身免疫性心肌炎症反应者应早期足量应用。常用药物有泼尼松，开始用量 $1.5 \sim 2.0\,mg/(kg \cdot d)$，分3次口服，持续2 ~ 3周后逐渐减量，至8周左右减至 $0.3\,mg/(kg \cdot d)$，维持用药至16 ~ 20周，后再逐渐减量至24周停药。对反复发作或病情迁延者，可考虑长期应用泼尼松，用药时间在6个月以上。对急性严重患儿在抢救时，可先应用地塞米松静脉滴注，$0.2 \sim 0.4\,mg/(kg \cdot d)$；或氢化可的松，$5 \sim 10\,mg/(kg \cdot d)$，病情好转后逐渐减量，一般应在1周内停药。危重病例甚至可以采用甲基强的松龙冲击疗法，剂量为 $10\,mg/(kg \cdot d)$，2h静脉输入，连用3d，然后逐渐按上法减量或改为口服。

②硫唑嘌呤：其他免疫抑制剂，常用的还有硫唑嘌呤，用法 $2\,mg/(kg \cdot d)$，分2次口服，疗程同糖皮质激素。应用过程中应注意监测白细胞水平，维持在 $4 \times 10^9/L$

以上，并密切观察不良反应，注意预防和治疗继发感染。

③注射用胸腺素：有增强细胞免疫功能和抗病毒的双重作用，剂量为2～4mL/d肌内注射或静脉滴注，7～10d为1个疗程。细胞免疫功能低下者，也可2mL/次，隔日肌注1次，连用2～3个月，以增强细胞免疫功能。

7.对症治疗

（1）镇静及镇痛治疗：部分病毒性心肌炎患儿可出现烦躁不安、心前区痛、腹痛及肌痛等不适，应选用镇痛镇静剂及时处理，常用药物有苯巴比妥、阿司匹林、索米痛和可待因等，必要时可注射吗啡。

（2）抗心源性休克治疗：在常规镇静、吸氧及扩容治疗的同时，及时应用血管活性药物和升压药，多巴胺和间羟胺各20mg，加入维持液200～300mL中静脉滴注，应用输液泵，速度初控制在1～5g/（kg·min），之后根据血压调整滴速，待病情稳定后逐渐减量停药。激素的用法同上，可选用地塞米松或氢化可的松。此处需特别提出的是维生素C，此时大剂量维生素C还具有维持血压的作用，多采用静脉推注，剂量为100～200mg/（kg·次）。如应用后血压仍低，可在0.5～1h内重复1次；待血压稳定后，以同剂量每6～8h继续应用1次，即在头24h内应用4～6次，后改为1次/d，可连用1个月。

（3）抗心律失常治疗：对前期收缩次数多，有自觉症状或心电图上呈多源性改变的心律失常，应予以积极治疗。室上性期前收缩及心动过速，可应用普萘洛尔、洋地黄或普罗帕酮；室性期前收缩及部分室上性期前收缩，可应用胺碘酮、普罗帕酮、利多卡因、美西律等，少数可2种药物联用；严重房室传导阻滞，除应用肾上腺皮质激素外，尚可应用异丙肾上腺素0.5～1.0mg加入葡萄糖溶液250mL中静脉点滴；有阿斯综合征发作者，可安装心脏起搏器。

（4）抗心力衰竭治疗：具体见"充血性心力衰竭"一节。

第二节　感染性心内膜炎

【概述】

心内膜炎（endocarditis）是由各种原因引起的心内膜炎性改变，病变可累及心脏瓣膜、室间隔缺损处、心内壁内膜或未闭动脉导管、动静脉瘘等处，其中以心脏瓣膜的炎症最为常见。按原因心内膜炎可分为感染性和非感染性两大类，如风湿性心内膜炎、类风湿性心内膜炎、系统性红斑狼疮性心内膜炎、新生儿急性症状性心内膜炎等均属于非感染性心内膜炎。因感染性心内膜炎发病率相对较高，本节主要就其进行介绍。

感染性心内膜炎（infective endocarditis，IE）是由致病微生物侵入心脏瓣膜、心内膜及大血管内膜而发生的炎症性病变。主要致病微生物为细菌，近些年来尚有霉菌、衣原体、立克次体及病毒等感染致病的病例出现。常见的造成感染的原因有病原体的直接入侵；先天性或后天性心脏病患儿，尤其是在心脏手术后，人工瓣膜有利于细菌的寄居繁殖；或应用免疫抑制剂、器官移植等造成免疫功能低下易发病。根据疾病发病的急、缓和进展，本病可分为急性和亚急性两类：急性者大多原有心脏病，因毒力较强的细菌侵入起病，病情进展迅速，病程在6周以内；亚急性者多在原有心脏病的基础上感染毒力较弱的细菌起病，发病潜隐，进展相对缓慢，病程超过6个月。由于抗生素的广泛应用，本病的病程已延长，临床急性和亚急性难以截然划分。2000年在大连，中华医学会儿科学分会心血管学组、中华儿科杂志编辑委员会联合制定了《小儿感染性心内膜炎的诊断标准（试行）》。

【诊断】

1.临床指标

（1）主要指标：①血培养阳性，分别2次血培养有相同的感染性心内膜炎常见的微生物（如金黄色葡萄球菌、肠球菌等）。②心内膜受累证据，应用超声心动图检查，有以下征象之一。a.附着于瓣膜或瓣膜装置，或心脏、大血管内膜，或植入人工材料上的赘生物。b.心内脓肿。c.瓣膜穿孔、人工瓣膜或缺损补片有新的部分裂开。③血管征象，重要动脉栓塞，脓毒性肺梗死或感染性动脉瘤。

（2）次要指标：①易感染条件，患者有基础心脏疾病，有心脏手术、心导管术，或中心静脉内插管。②较长时间发热（≥38℃），伴贫血。③原有心脏杂音加重，出现新的反流杂音，或心功能不全。④血管征象，瘀斑、脾大，颅内出血，结膜出血，镜下血尿或Janeway结。⑤免疫学征象，肾小球肾炎、Osler结节、Roth斑，或类风湿因子阳性。⑥微生物学证据，血培养阳性，但未符合主要指标中的要求。

2.病理学指标

（1）赘生物（包括已形成的栓塞）或心内脓肿经培养或镜检发现微生物。

（2）存在赘生物或心内脓肿，并经病理检查证实伴活动性心内膜炎。

3.诊断依据

（1）具备以下①~⑤项任何之一者可诊断为感染性心内膜炎：①临床主要指标2项。②临床主要指标1项和次要指标3项。③心内膜受累证据和临床次要指标2项。④临床次要指标5项。⑤病理学指标1项。

（2）有下列情况可排除感染性心内膜炎诊断：有明确的其他诊断解释临床表现；抗生素治疗≤4d，手术或尸检无感染性心内膜炎的病理依据。

（3）临床考虑感染性心内膜炎，但不具备确诊依据时仍应进行治疗，根据临床观察及进一步的检查结果，确诊或排除感染性心内膜炎。

【治疗】

1.一般治疗

卧床休息，加强营养，保证足量热量的供应，补充维生素和铁剂，维持水和电解质平衡，病情严重者可采用鲜血、血浆或免疫球蛋白等支持治疗。

2.抗生素治疗

原则是早期、足量、长疗程，联合应用具有杀菌作用的抗生素，不必等待血培养结果而延误治疗，但在治疗之前必须先做几次血培养，因培养出病原菌及其药物敏感试验结果，对选用抗生素及剂量有指导意义。一般用药疗程为4周，对伴有严重并发症或病情顽固者疗程可延长至8周。

（1）致病菌不明者：常用方案为青霉素、苯唑西林（新青霉素Ⅱ）和奈替米星三者联用，剂量为青霉素30万~40万U/（kg·d），分4次静脉滴入；苯唑西林200mg/（kg·d），分4次静脉滴入，4~6周为1个疗程；奈替米星6~7.5mg/（kg·d），静脉滴入1次/d，6~8周为1个疗程。若为术后患者可选用万古霉素联合庆大霉素治疗，疗程6~8周。

（2）致病菌明确者

①草绿色链球菌感染者：首选青霉素20万~30万U/（kg·d），每4~6h静脉滴入1次，疗程4~6周，或头孢曲松2g/d，静脉注射，连用4周。对6岁以上患儿，可联合应用链霉素20~40mg/（kg·d），12h1次。或联合应用庆大霉素4~6mg/（kg·d），8h1次。对青霉素耐药者，可选用万古霉素40~60mg/（kg·d）（≤2g/d），分2~4次缓慢静脉滴注，4周为1个疗程，但不良反应较大，应用需慎重。还可选用替考拉宁，12mg/（kg·次），第1天每12h1次，以后6mg/（kg·d），该药不良反应较小。

②金黄色葡萄球菌感染者：非耐药甲氧西林金黄色葡萄球菌感染者，可选用青霉素（用法同上）联合利福平，10mg／（kg·d），顿服治疗，连用6～8周。对青霉素耐药者，可选用苯唑西林200mg／（kg·d），每4～6h静脉用药1次，4～6周为1个疗程，同时联合应用庆大霉素治疗；也可选用头孢菌素类抗生素，如头孢唑啉，100mg／（kg·d），每6～8h静脉滴入1次，疗程6～8周，或应用万古霉素，剂量同上。耐甲氧西林金黄色葡萄球菌感染者，可选用万古霉素或去甲万古霉素、替考拉宁，联合应用利福平。

③革兰阴性杆菌感染者：大肠杆菌感染者，可选用氨苄西林，200～300mg／（kg·d），静脉滴注6h1次，疗程4～6周，青霉素耐受者可改用头孢类抗生素，疗程4～6周，另加用庆大霉素2周。嗜血杆菌感染者可选用替卡西林，200～400mg／（kg·d），6h1次静脉滴入，加用庆大霉素，疗程4～6周。

④霉菌感染者：应停用抗生素，选用两性霉素B 0.1～0.25mg／（kg·d），以后逐渐增加至1mg／（kg·d）静脉滴注，可加用5-氟胞嘧啶，50～150mg／（kg·d），分3～4次服用。

3.手术治疗

早期外科治疗是近年来治疗感染性心内膜炎又一有效措施，效果良好。对心脏赘生物和污染的人造代用品清创、修复或置换损害的瓣膜，挽救了许多患儿的生命。具体手术指征为：①瓣膜功能不全引起的难治性心力衰竭。②行瓣膜置换术后患感染性心内膜炎，经内科治疗不能控制感染者，应手术切除感染的瓣膜和人造组织。③先天性心脏病患儿，如动脉导管未闭、室间隔缺损等合并感染性心内膜炎，经内科治疗无效者，应进行导管结扎或缺损修补术。④反复发生的严重或多发性栓塞，或巨大赘生物（直径在1cm以上），或赘生物阻塞瓣口。⑤内科无法控制的心力衰竭患儿，经最佳抗生素治疗无效，或霉菌感染者。⑥新发生的心脏传导阻滞。

第三节　充血性心力衰竭

【概述】

充血性心力衰竭（congestive heart failure）简称心衰，是指在有足够静脉回流的情况下，由于心脏工作能力（心肌收缩或缩张功能）下降，使心排血量绝对或相对不足，不能满足全身组织代谢的需要，因而出现体循环或肺循环瘀血的病理状态。心衰根据起病的急、缓，可分为急性心衰和慢性心衰；根据临床表现和病理又可分为左心衰、右心衰和全心衰。心衰常见的心脏内病因有先天性心脏病、风湿性心脏病、病毒或中毒性心脏病、心肌炎、心律失常及心糖原累积综合征等。小儿时期心衰多为1岁以内发病，其中尤以先天性心脏病引起者最多。心脏外病因多为重症肺炎、新生儿呼吸窘迫综合征、严重贫血、毛细支气管炎等。心力衰竭也可继发于病毒性心肌炎，川崎病、心肌病、心内膜弹力纤维增生症等原发病基础上。儿童时期的心衰以风湿性心脏病和急性肾炎所致的心衰最为多见。另外，营养不良、电解质紊乱、严重感染和心律失常心脏负荷过重等都是儿童发病的诱因。

【诊断】

1.诊断标准（1985年全国小儿心力衰竭座谈会制定）

（1）具备以下4项者应考虑心力衰竭。

①呼吸急促，婴儿>60次/min，幼儿>50次/min，儿童>40次/min。

②心动过速，婴儿>160次/min，幼儿>150次/min，儿童>140次/min。

③心脏扩大，被体检、X线或超声心动图所证实。

④烦躁、哺喂困难、体重增加、尿少、水肿、多汗、发绀、呛咳、阵发性呼吸困难，有这些表现2项以上。

（2）具备以上4项加以下1项或以上2项加以下2项，可确诊心力衰竭。①肝脏肿大：婴幼儿在肋下≥3cm，儿童>1cm（进行性肝脏肿大或伴触痛更有意义）。②肺水肿。③奔马律。

（3）因严重心力衰竭而出现周围循环衰竭。

2.婴幼儿急性心力衰竭诊断标准

（1）安静时心率加快，婴儿>180次/min，幼儿>160次/min，不能用发热或缺氧解释。

（2）呼吸困难，安静时呼吸突然加快，呼吸频率>60次/min。

（3）肝大达肋下3cm以上，或短时间较前迅速增大，不能以横膈下降等解释。

（4）心音低钝、有奔马律、颈静脉怒张、心脏扩大。

（5）突然发生极度烦躁不安、明显发绀、皮肤苍白、发灰、不能用原有的疾病解释。

（6）有尿少或无尿，颜面及下肢水肿，已排除营养不良、肾炎、维生素B,缺乏等原因。

具有上述第(1)~(4)项，伴或不伴第(5)或第(6)项，即可诊断为心力衰竭。

3.新生儿心力衰竭的诊断标准

(1)提示心力衰竭：具备以下4项中3项者可考虑为心力衰竭：①心动过速>180次/min。②呼吸急促>60次/min。③心脏扩大(X线及超声心动图检查)心胸比例>0.6。④两肺底出现不固定的湿啰音，X线表现为肺血增多，两肺出现斑片模糊阴影，有时可见叶间隙积液现象。

(2)确诊心力衰竭：具备以上3项加以下任何1项或以上2项加以下2项者可诊断心衰。①肝脏肿大≥3cm，短期内进行性肿大，治疗后缩小。②奔马律，发生于各种原因引起的心力衰竭。③明显肺水肿，为急性左心衰竭的表现。

4.儿童心功能分级诊断

(1)Ⅰ级：一般体力活动不受限。

(2)Ⅱ级：活动轻度受限，休息时无症状，但中等体力活动时，即出现症状。亦称Ⅰ度或轻度心力衰竭。

(3)Ⅲ级：活动明显受限，活动稍多即出现明显症状。亦称Ⅱ度或中度心力衰竭。

(4)Ⅳ级：任何活动均有症状，在休息状态时也有呼吸困难等症状。亦称Ⅲ度或重度心力衰竭。

5.婴儿心功能分级诊断

(1)0级：无心力衰竭表现。

(2)Ⅰ级：即轻度心力衰竭。哺乳量<105mL/次，或哺乳时间需30min以上，呼吸困难，心率>150次/min，肝大达肋下2cm，可有奔马律。

(3)Ⅱ级：即中度心力衰竭。哺乳量<90mL/次，或哺乳时间需40min以上，呼吸>60次/min，呼吸形式异常，心率>160次/min，有奔马律，肝大达肋下2~3cm。

(4)Ⅲ级：即重度心力衰竭。哺乳量<75mL/次，或哺乳时间需40min以上，呼吸>60次/min，呼吸形式异常，心率>170次/min，有奔马律，肝大达肋下>3cm。并有末梢灌注不良。

【治疗】

1.一般治疗

保证患儿休息，取半卧位或垫高枕部，吸氧，供给湿化氧并做好护理工作，避免用力和排便用力，给予容易消化及富有营养的食品，防止躁动，必要时用镇静剂，苯巴比妥、吗啡等皮下或肌内注射，但需警惕抑制呼吸。急性心力衰竭或严重浮肿者，应限制水和钠盐的摄入，液量应控制在婴儿用量为 $60\sim80\,mL/(kg\cdot d)$，年长儿用量为 $40\sim60\,mL/(kg\cdot d)$，液体应 24 h 内匀速给予。心力衰竭时，患者易发生酸中毒、低血糖症和低血钙症，新生儿时期更是如此，遇上述情况应及时纠正处理。

2.对因治疗

加强针对原发病进行病因治疗是治疗和预防心衰发生的关键。先天性心脏病患者，外科手术治疗为根治性治疗方法，但内科抗心衰治疗却往往是术前和术后必不可少的准备性治疗手段；感染性心内膜炎或其他感染者应加强抗生素的应用以控制感染；输红细胞纠正严重贫血；应用抗心律失常药或电学治疗控制心律失常；心包引流缓解心脏压塞；严重肺部疾病患者可采取辅助呼吸措施改善肺功能；如心衰是由甲状腺功能亢进或维生素 B_1 缺乏、病毒性或中毒性心肌炎等引起者，更应治疗原发疾病。

3.洋地黄类药物

（1）洋地黄制剂分类：洋地黄能有效增强心脏收缩功能，增强心排血量，降低心室舒张末期压力，改善组织灌流及静脉瘀血的周围循环障碍，临床应用广泛。洋地黄类药物可分为作用缓慢类，如洋地黄毒苷，目前应用极少；作用迅速类，如地高辛、西地兰及毒毛旋花子甙K。地高辛可口服，也可静脉注射，口服吸收良好，起效快，蓄积少，并可通过胎盘到达胎儿循环，是儿科治疗心衰的主要用药；毛花苷C及毒毛旋花子甙K仅可用于静脉注射，肌内注射时吸收不良。

（2）洋地黄用法

①负荷量法：该法主要适用于急性心力衰竭患儿，具体用药次数根据病情决定。常用制剂有地高辛，用于能口服的患者；不能口服者可选用毛花苷C静脉推注。在 24 h 内给予负荷量地高辛，早产儿用量为 $0.02\,mg/kg$，足月儿用量为 $0.02\sim0.03\,mg/kg$，婴儿和儿童用量为 $0.025\sim0.04\,mg/kg$；毛花苷C，剂量为年龄<2岁 $0.03\sim0.04\,mg/kg$，年龄>2岁 $0.02\sim0.03\,mg/kg$。首次用量为负荷量的 1/2，余半量分2次，相隔 $6\sim12$ h，加入10%葡萄糖溶液 $10\sim20\,mL$ 中静脉推注。如心衰仍未纠正，可在给予负荷量的12h后，

再给予维持量，即负荷量的$1/5 \sim 1/4$，12 h 1次。

②维持量法：该法主要适用于慢性心力衰竭患儿。常用药物为地高辛，每日口服地高辛负荷量的$1/5 \sim 1/4$，分2次服用，12 h 1次，一般经过$6 \sim 8$周，即$4 \sim 5$个半衰期后可达到稳定的有效血药浓度。维持时间的长短，应视具体病情而定。心内膜弹力纤维增生症患者需用2年以上，并随患儿的年龄及体重增长相应增加维持量。

（3）使用注意事项：洋地黄的正性肌力作用与用量呈线性关系，但中毒剂量与治疗量也较接近，治疗量为中毒量的60%，故应用时要慎重。用药前应了解患儿在$2 \sim 3$周内洋地黄使用情况，以防药物过量引发中毒。另外，在心衰严重、肝、肾功能障碍、电解质紊乱、心肌炎及大量血尿、低血钾后，患儿对洋地黄耐受性差，应用时应减量，按常规剂量减去$1/3$用药，且饱和时间不宜过快。未成熟儿和年龄<2周的新生儿，肝、肾功能发育尚不完善，也易引起中毒，洋地黄剂量应按婴儿剂量减少$1/3 \sim 1/2$用药。钙剂对洋地黄有协同作用，故用洋地黄类药物时应避免同时应用钙剂。

（4）洋地黄毒性反应：小儿出现洋地黄中毒后最常见的表现有小儿心衰症状加重，出现心律失常，如房室传导阻滞、室性期前收缩和阵发性心动过速等，厌食、恶心、呕吐，嗜睡、头昏、色视等。

（5）洋地黄中毒的治疗：首先应立即停药。

①维持电解质平衡：测定患者血清地高辛、钾、镁浓度及肾功能，建立静脉输液并监测心电图。若中毒较轻，血钾正常，一般在停药$12 \sim 24$ h后中毒症状消失。若中毒较重，血清钾低或正常、肾功能正常者，可静脉滴入0.3%的氯化钾溶液，$0.3 \sim 0.5$ mmol/（kg·h）缓慢滴入，总量不超过2 mmol/kg，有Ⅱ度以上房室传导阻滞者禁用。

②阿托品：窦性心动过缓、窦房阻滞者，可选用阿托品，$0.01 \sim 0.03$ mg/（kg·次），口服、皮下注射或静脉注射，$3 \sim 4$次/d。

③苯妥英钠：对洋地黄中毒所致的房室传导阻滞、室性早搏、室上性心动过速及室性心动过速疗效较好，常用剂量为$2 \sim 3$ mg/kg（用量不应超过100 mg/次），溶于生理盐水中缓慢静脉注射，用药时间不应少5 min。若治疗效果欠佳，15 min后可重复用药1次。本品碱性强，应避免漏至血管外造成组织损伤。

④利多卡因：适用于室性心律失常者，静脉注射$1 \sim 2$ mg/（kg·次）（用量不超过100 mg/次），$5 \sim 10$ min后可重复用药1次，总量不超过5 mg/kg，治疗有效后改为

$20\sim50\,g/(kg\cdot min)$ 静脉维持滴注。

⑤地高辛特异抗体：严重洋地黄中毒伴有低血压、严重心力衰竭、高血钾及神经系统症状，并有生命危险者，可静脉注射地高辛特异抗体治疗。

计算方法：治疗过程中毒时，地高辛体存量（mg）＝地高辛血清浓度（ng/mL）×5.6×体重（kg）/1000。意外口服中毒时，地高辛体存量（mg）＝服入量×0.8。地高辛免疫Fab用量（mg）＝地高辛体存量（mg）×50000（地高辛免疫Fab分子量）/781（地高辛分子量）。地高辛免疫Fab加入生理盐水中，于 $30\sim60\,min$ 输入，治疗中可出现心衰加重、低血钾、房颤和颜面潮红等不良反应。

4.利尿剂

可减少血容量与心脏前负荷，当使用洋地黄类药物而心力衰竭仍未完全控制，或伴显著水肿者，宜加用利尿剂。

（1）对急性心衰、肺水肿者：应选用作用迅速、强效的利尿剂，如呋塞米，剂量为 $1\sim2\,mg/(kg\cdot 次)$ 静脉注射，每 $6\sim12\,h$ 用药1次；也可口服，剂量为 $1\sim4\,mg/(kg\cdot d)$。主要不良反应有脱水、低钠血症、低钾血症、代谢性酸中毒及神经毒性反应等，婴儿应慎用。

（2）对轻度、慢性心衰患者：可选用噻嗪类利尿剂，如氢氯噻嗪， $1\sim2\,mg/(kg\cdot d)$，分 $2\sim3$ 次口服。还有保钾利尿剂，如螺内酯，剂量为 $1\sim2\,mg/(kg\cdot 次)$，分 $2\sim3$ 次口服。因噻嗪类利尿剂可导致低血钾，而螺内酯有保钾、保氯的作用，故两者常同时应用。

5.血管扩张剂

可扩张静脉降低心脏前负荷，扩张动脉减低心脏后负荷。常与儿茶酚胺类药物合用，一般用于治疗急性心力衰竭、严重慢性心力衰竭无效者。

（1）硝普钠：对急性心衰，尤其是左心衰、肺水肿，伴有周围血管阻力增高者效果显著。剂量为 $0.2\,g/(kg\cdot min)$，以5%葡萄糖溶液稀释后静脉滴注，每间隔 $5\,min$ 加量1次，每次增加 $0.1\sim0.2\,g/(kg\cdot min)$，直到血压下降。治疗效果明显时，最大剂量不超过 $5\,g/(kg\cdot min)$。因本药有减低血压的作用，应在动脉血压监护下应用，以防出现低血压。

（2）酚妥拉明：α受体阻滞剂，以扩张小动脉为主，兼有扩张静脉的作用。作用迅速，持续时间短，静脉注射 $15\,min$ 后消失。首次剂量为 $0.1\sim0.3\,mg/kg$，之后改为 $2.5\sim15\,g/(kg\cdot min)$ 静脉滴注。本药有增加去甲肾上腺素释放的作用，易导致心动过速，甚至严重心律失常，故不常用于心衰患者。

（3）哌唑嗪：首剂用量5g/kg，如无低血压，可逐渐增加至50g/kg，6h1次，最大量不超过0.1mg/kg。首次用药30~90min后，可出现直立性低血压，尤其常见于低血容量及低钠患者，应密切观察。另外，还有晕厥、头晕、心动过速等不良反应，且长期用药易发生耐药性。

（4）肼苯达嗪：主要用于高血压心脏病、扩张型心肌病、二尖瓣或主动脉瓣关闭不全并发心衰患儿。剂量0.4~0.5mg/（kg·次），分2~4次口服。首剂0.5mg/kg，之后根据病情逐渐加量。不良反应有头疼、心动过速、恶心、呕吐，大剂量应用还可发生狼疮综合征。

（5）硝酸甘油：对心脏手术后低心排综合征伴左室充盈压升高及肺水肿者，可选用静脉输入硝酸甘油。剂量为1~5g/（kg·min）静脉滴入。前负荷降低时不宜使用，以免造成心排血量减少。

6.血管紧张素转换酶抑制剂（ACEI）

可减少心脏前、后负荷，改善心功能。

（1）卡托普利：本药口服可吸收65%~75%，作用持续8h，故口服3次/d为宜。用于心衰患者，可使体内总钾含量及血清钾浓度增高，无需补钾。新生儿患儿，用药剂量为0.1~0.5mg/（kg·次），每8~12h用药1次，最大量为2mg/（kg·d）年龄>1个月患儿，0.5~1mg/（kg·次），每8~12h用药1次，最大量为4mg/（kg·d）。口服药物应从小剂量开始，7~10d内逐渐增加到有效量。不良反应有咳嗽、低血压、高血钾和胃肠道反应。

（2）依那普利：与卡托普利相比，口服起效慢，服药后4h达血药浓度高峰；对水钠排泄作用不明显，但降压作用较明显。口服从小剂量开始，新生儿用药量为0.05~0.2mg/（kg·次），每12~24h1次，最大量0.4mg/（kg·d）年龄>1个月者，0.05~0.25mg/kg（kg·d），每12~24h1次，最大量0.5mg/（kg·d）。之后1~2周内逐渐加量。本剂也可静脉注射，用量5~10g/（kg·次）。

（3）苯钠普利：药物动力学与依那普利相近。口服用量从0.1mg/（kg·d）开始，于1周内逐渐增加至0.3mg/（kg·d），分1~2次口服。

7.儿茶酚胺类药物

（1）多巴胺：多在心衰伴血压下降时应用，常用中、小剂量，静脉输入后，可使心排血指数增高，尿量增多，尿钠排泄增多，但对周围血管阻力及心律无影响。治疗心衰时，开始剂量为 $2\sim5g/(kg\cdot min)$，如有严重低血压时，可增加为 $5\sim10g/(kg\cdot min)$。多巴胺宜用 $5\%\sim10\%$ 的葡萄糖或生理盐水配制，应避免与碱性液混合，以免降低其活性。静脉滴入时应慎重，液体外漏后可造成局部组织坏死。主要不良反应为恶心、呕吐、心动过速、心律失常等。

（2）多巴酚丁胺：可增加心肌收缩力及心排血量，不影响周围血管阻力。初始量为 $2\sim3g/(kg\cdot min)$，可逐渐增加至 $20g/(kg\cdot min)$。必要时监测血流动力学指标、心率及血压。

以上两种药物虽作用迅速，但维持时间都较短，用药常使用输液泵维持静脉滴注，以达到持久的作用效果。

8.β受体阻滞剂

可减慢心率和降低心脏前后负荷，常与洋地黄类药物联合应用治疗慢性心衰。此类药物起效时间较长，常在 $2\sim3$ 个月后才可发挥效应，因此多从小剂量用起，视病情逐渐增加用量。

（1）美托洛尔（倍他乐克）：口服初剂量为 $0.2\sim0.5mg/(kg\cdot d)$，分2次口服，后用量逐渐增加，4周内达到 $2mg/(kg\cdot d)$，疗程不应短于8周，可持续用药 $3\sim6$ 个月或更长时间。

（2）卡维地尔：口服初次剂量为 $0.08mg/kg$，分2次服用，后逐渐增量，12周内达到 $0.4mg/(kg\cdot d)$，可用 $6\sim12$ 个月。不良反应有头晕、低血压、头痛、哮喘、心动过速等。

禁忌证：哮喘、慢性支气管炎、心动过缓、血压过低及Ⅱ度房室传导阻滞者禁用。

9.改善心肌代谢药

（1）辅酶 Q_{10}：用量 $1mg/(kg\cdot d)$，分2次服。

（2）1，6-二磷酸果糖：用量 $100\sim250mg/(kg\cdot 次)$ 静脉输入，$7\sim10d$ 为1个疗程。

10.抗心律失常的治疗

心衰时患儿出现的心律失常主要为室性早搏、室性心动过速等室性心律失常。此处需特别提出的是，因多种抗心律失常的药物在本身的应用中即可造成心律失常的出现，因此在心衰导致的心律失常时应慎重用药。

现公认胺碘酮为相对较安全、有效的抗心律失常药物，宜小量应用，常用初始剂量为5～10mg/（kg·d），分3次口服，4～8次后，病情好转后可改为5～6mg/（kg·d）继续应用。

11.急性左心衰的处理

（1）患者取坐位，双下肢下垂床边，以利呼吸，并可减少静脉回流。

（2）吸氧：维持动脉血氧分压在60mmHg以上，严重者可用机械通气。

（3）镇静：静脉或皮下注射吗啡0.1～0.2mg/kg，必要时可间隔2～4h后重复应用。

（4）利尿：静脉注射强效利尿剂，如呋塞米1～2mg/（kg·次），静脉滴注，可有效减少循环血量，减轻心脏的负荷。

（5）硝酸甘油：为降低心脏的前、后负荷，尤其是前负荷时，可静脉注射硝酸甘油，剂量为1～5g/（kg·min）。

12.其他治疗

可行同种心脏移植术、基因治疗和心肌细胞移植等，用于心衰的治疗。

第四节 心内膜弹力纤维增生症

心内膜弹力纤维增生症（endocardial fibroelastosis）又名心内膜硬化症，主要病理改变为小儿心内膜弹力纤维及胶原纤维的增生，病变主要以左心室为主；主要表现为心力衰竭。多在1岁之内发病，是婴儿心肌病中较为常见的一种。近十年来发病率有下降趋势。根据发病原因可分为原发性和继发性两种。前者发病原因尚不明确，但考虑部分可能由病毒性心肌炎发展而来，也可能与心内膜供血不足、缺氧有关，少数患者可能还存在遗传倾向。后者主要继发于有左心肌梗死的先天性心脏病，如主动脉缩窄、主动脉瓣狭窄或闭锁等，其临床意义决定于原发的心脏畸形。根据临床表现可分为暴发型、急性型和慢性型。

【诊断要点】

1.常见于1岁以内婴儿，多数在2～6个月时突然出现心力衰竭、心源性休克或反复发生心力衰竭。

2.心脏无明显杂音。

3.X线胸片显示心脏扩大以左室为主，心搏减慢。

4.心电图表示左心室肥厚，或$V_I \sim V_6$导联T波倒置。

5.超声心动图表现为左室扩大，心内膜回声增粗，收缩功能降低。

6.心内膜弹力纤维增生症的确诊需行心内膜心肌活检。

7.分型诊断要点

（1）暴发型：多见于6个月内的婴儿。起病急，心力衰竭进展迅速，部分出现心源性休克，患儿都在数小时内死亡。

（2）急性型：多见于6个月内的婴儿。起病较快，心力衰竭逐渐加重，多伴发支气管肺炎、脑血栓等，患儿多在2～3周后死于心力衰竭。

（3）慢性型：心力衰竭起病快但进展缓慢，治疗后可缓解，可反复发作，病程迁延数月至数年，生长发育落后。

【治疗原则】

积极控制心力衰竭，应用免疫抑制剂，防治呼吸道感染，手术治疗。

【治疗】

1.一般治疗

注意保暖及护理，避免呼吸道感染加重心力衰竭病情，保证足量热量的供应。

2.控制心力衰竭

常规吸氧，患儿烦躁时，可给予镇静剂，如苯巴比妥、水合氯醛等。急性心力衰竭时，需静脉注射地高辛或毛花苷C快速达到洋地黄化，并长期应用地高辛维持量，时间可达2～3年或数年之久，至心脏回缩至正常为止；同时可加用ACEI类药物，如卡托普利，长期口服，剂量为1mg／（kg·d），可有效改善心功能及促进扩大心脏的恢复。对病情危重者，可加用多巴胺或多巴酚丁胺，剂量为5～8g／（kg·min）；静脉推注呋塞米，1mg／（kg·次）；同时应用糖皮质激素，如氢化可的松或地塞米松等静脉滴注。

3.控制肺部感染

有肺部感染证据的患儿，在治疗中要注意选用有效的抗生素控制肺部感染。

4.免疫抑制剂

因本病的发病可能与机体免疫失调有关，故近年来开始应用免疫抑制剂进行治疗。常用药物有泼尼松，剂量为 $1.5\,mg/(kg \cdot d)$，服用8周后逐渐减量，每隔2周减量 $2.5 \sim 1.25\,mg$，至 $0.25 \sim 0.5\,mg/(kg \cdot d)$ 时维持应用，服用药物至心电图正常，X线胸片心脏接近正常后逐渐停药，疗程为 $1 \sim 1.5$ 年。

5.手术治疗

合并二尖瓣关闭不全者，应做瓣膜置换术；对心脏重度扩大，射血分数严重降低及药物治疗反应差者，可考虑心脏移植手术。

（杨洪伟 陈壮壮 徐 慧 刘丽萍）

第九章 泌尿系统疾病

第一节 急性肾小球肾炎

【概述】

急性肾小球肾炎（acute glomerulonephritis，AGN）简称急性肾炎，多见于A组β-溶血性链球菌感染后，也可见于其他细菌或病原微生物感染，如细菌（肺炎球菌、脑膜炎球菌、淋球菌、伤寒杆菌等）、病毒（水痘病毒、腮腺炎病毒、EB病毒等）、支原体、立克次体（斑疹伤寒）、螺旋体（梅毒）、霉菌（组织胞浆菌）、原虫（疟疾）及寄生虫（旋毛虫、弓形虫），故又称急性感染后肾小球肾炎（acute post infectious glomerulonephrjtis，APIGN）。本病多见于5—14岁的儿童，2岁以下幼儿较少发病，男女比例为2:1。一年四季均可发病，因呼吸道链球菌感染多在冬、春季，而皮肤链球菌感染多在夏季，故由链球菌感染导致发病的急性。肾小球肾炎在每年的1—2月和9—10月可出现2个高峰期。

【诊断】

1.诊断依据

（1）急性起病，1~3周前有前驱感染，如咽炎、扁桃体炎和脓皮病等。

（2）尿常规检查以血尿为主，伴不同程度的蛋白尿。离心尿沉淀红细胞>5个/高倍视野，不离心尿红细胞>2~3个/高倍视野，白细胞<10个/高倍视野，蛋白+~+++，一般<1g/24 h。

（3）可有水肿、高血压（学龄前儿童>血压120/80mmHg，学龄儿童血压>130/90mmHg）和（或）肾功能不全。

（4）起病6~8周内血清补体降低。有链球菌感染的血清学证据，如抗链球菌溶血素O（ASO）升高。

具有上述4项可确诊为急性链球菌感染后肾小球肾炎。

2.肾功能的诊断

（1）肾功能正常期：血清尿素氮（BUN）、血肌酐（Cr）及肌酐清除率（Ccr）正常。

（2）肾功能不全代偿期：血BUN、血Cr正常，Ccr为50~80mL／（min·1.73 m²）。

（3）肾功能不全失代偿期：血BUN增高≥10.7mmol／L，血Cr增高≥176μmol／L，Ccr为30~50mL／（min·1.73 m²）。

（4）肾功能衰竭期（尿毒症期）：Ccr为10~30mL／（min·1.73m²），血BUN＞21.4mmol／L，血Cr＞353.6μmol／L，并出现临床症状，如疲乏、不安、胃肠道症状、贫血、酸中毒等。

（5）终末期：Ccr＜10mL／（min·1.73 m²），如无肾功能替代治疗则难以生存。

【治疗】

1.休息

急性期应卧床休息至肉眼血尿消失、水肿消退、血压恢复正常，儿童患者一般在发病4~6周后可恢复上学，持续尿检异常（镜下血尿或中度蛋白尿）时应定期门诊随访。

2.饮食

食物应富含多种维生素并易消化。高血压、水肿及少尿明显者应限制每日液体入量在1000mL之内，低盐饮食（2~3g／d）。氮质血症者应进食动物蛋白0.6g／（kg·d）并根据血钾水平调整钾的摄入。

3.控制感染灶

（1）抗生素应用适应证：急性肾小球肾炎属免疫性疾病，并非由病原菌直接感染肾脏造成，而是病原菌入侵机体其他部位（呼吸道或皮肤）引起的一种免疫反应性疾病，尤其是以溶血性链球菌感染后导致的急性肾炎为多见。故一般认为起病之后方开始的抗生素治疗，对急性肾炎的病情及预后无效。不过，咽部、皮肤病灶细菌培养阳性时，或肾炎迁延2个月以上，扁桃体病灶明显者，行扁桃体切除术前后，仍应积极应用抗生素治疗。

（2）常用药物：选用的抗生素首先应针对溶血性链球菌。如青霉素，是治疗A组溶血性链球菌感染的首选药物，常用剂量为5万~10万U／kg，分2~4次肌内注射或静脉滴注。对青霉素过敏的患儿，可选用大环内酯类抗生素，如红霉素、罗红霉素等，或改用头孢菌素类抗生素，如头孢拉啶、头孢曲松等。禁忌用磺胺类药物。肾功能轻度减退（GFR＞5mL／min）时，青霉素仍按常用剂量使用；中度减退（GFR为10～50mL／min）时，给予常用剂量的75％；重度减退（GFR＜10mL／min）时，减量为常用剂量的20％～50％。

（3）手术治疗：对于反复发作的扁桃体炎，可考虑做扁桃体切除术。手术时机以病情稳定、无临床症状及体征，尿蛋白低于+，尿沉渣红细胞＜0个／高倍视野，且扁桃体无急性炎症为宜，手术前后需应用青霉素2周。

4.消除水肿对有限水、限盐、卧床休息治疗后仍存在明显水肿者，应使用利尿剂治疗。如氢氯噻嗪，剂量为2～5mg／kg，2～3次／d口服；肾功能受损及噻嗪类效果不明显者，可应用袢利尿剂，如呋塞米1～2mg／（kg·次），必要时6～8h后可重复应用。禁止使用渗透性利尿剂和保钾利尿剂，如螺内酯。

5.控制血压

（1）理想的血压：即尿蛋白＜1g／d时，血压应在130／80mmHg以下；尿蛋白≥1g／d时，血压应在125／75mmHg以下。

（2）降压治疗：如经休息、控制饮食及利尿后舒张压仍＞90mmHg时，可考虑降压治疗。

①硝苯地平：为降压首选药物，属钙通道阻滞剂。剂量为0.2～0.3mg／kg，3～4次／d口服。

②卡托普利：初始剂量为0.3mg／（kg·d），之后视病情变化可增量，最大用量为2mg／（kg·d）。

③肼屈嗪：剂量为1～2mg／（kg·d），分3次口服。

④利血平：适用于严重高血压者，剂量为0.07mg／（kg·次），最大量不超过1.5mg／（kg·次），血压控制后按0.02mg／（kg·d），分3次口服维持治疗。

（3）严重表现时的治疗

①高血压脑病的治疗：降压可选用硝普钠，剂量为5～10mg，溶于5％葡萄糖溶液100mL中以1g／（kg·min）的速度持续静脉滴注或输液泵泵入，在监测血压的基础上可适当加快滴速，但一般不应超过10g／（kg·min）。同时应用呋塞米2mg／（kg·次）静脉推注。应用以上药物使血压尽快降至160／100mmHg以下的安全范围内。高血压脑病出现抽搐时，可给予安定0.3～0.5g／（kg·次），静脉缓慢推注，并给予吸氧辅助治疗。脑水肿明显者，可选用20％甘露醇或25％山梨醇，快速静脉滴注，每4～6h 1

次以降低颅内压。

②严重循环充血的治疗：充血后的表现虽同心力衰竭相似，但并非心衰。治疗时应严格限制水和钠盐的摄入，此时治疗的重点是应用利尿剂等药物，如呋塞米2 mg/（kg·次）静脉推注；酚妥拉明，剂量为0.2～0.3 mg/kg（用量不应超过5 mg/次），加入5%葡萄糖溶液中缓慢持续的静脉滴注。洋地黄类药物一般不用。

③急性肾功能不全的治疗：严格控制液体入量，每日液体入量=前1日尿量+不显性失水量[10～15 mL/（kg·d）]+吐泻丢失量−内生水量[100 mL/（m²·d）]。保持水、酸碱度和电解质的平衡，监测血钾变化，浓度较高时应积极纠正，达到透析指标时尽早透析。

6.血液净化

对于较长时间无尿或少尿伴急性肾衰竭，或急性肾衰竭合并肺水肿、脑水肿、高血钾、严重代谢性酸中毒的患儿，应紧急行血液透析、血液滤过或腹膜透析治疗，以帮助患儿度过急性期。由于本病具有自限性，肾功能多可恢复，一般不需要长期维持性透析。

7.中医治疗

急性肾炎多由于风寒、风热及湿邪所致，疾病发展期可采用祛风利水、清热解毒、凉血止血等治法，方剂有越婢加术汤、麻黄连翘赤小豆汤、五味消毒饮加减；恢复期主要为余邪未尽，正气虽有损耗，但临床表现虚证不明显，仍以祛邪为主。

第二节　肾病综合征

【概述】

肾病综合征（nephrotic syndrome，NS）简称肾病，是一组多种病因引起的肾小球基膜通透性增加，导致大量蛋白尿的临床症候群。NS在小儿肾脏疾病中发病率仅次于急性肾炎。1982年我国的调查结果NS占同期住院泌尿系疾病患儿的21%。男女比例为3.7:1。发病年龄多为学龄前儿童，3—5岁为发病高峰期。根据肾病综合征的临床表现可将其分为单纯型与肾炎型肾病2型。NS的病因多种多样，按不同病因可分为原发性、继发性和先天性3种类型。其中以原发性肾病综合征为主，占90%以上；继发性肾病综合征多见于过敏性紫癜和系统性红斑狼疮、乙型肝炎病毒相关性肾炎等疾病；先天性肾病综合征少见。本节主要介绍原发性肾病的内容，原发性肾病综合征主要有微小病变、系膜增生性肾小球肾炎、局灶性节段性肾小球硬化、膜性肾病及膜增生性肾小球肾炎等五种病理类型。儿童以微小病变最多见，其次是系膜增生性肾小球肾炎。

【诊断】

1.诊断标准

以下4项条件中以大量蛋白尿和低蛋白血症为必备条件：①大量蛋白尿，定性≥+++，持续时间＞2周，24 h尿蛋白总量＞50 mg／kg。②血浆白蛋白＜30 g／L。③血胆固醇＞5.7 mmol／L。④水肿可轻可重。

2.临床分型诊断

（1）单纯性肾病：只具备上述4项特征者。

（2）肾炎型肾病：除有上述4大症状外，有下列症状之一项或多项者。①2周内3次以上离心尿检查RBC＞10个／高倍视野。②反复出现高血压，学龄前儿童血压＞120／80 mmHg，并除外皮质激素所致者。③氮质血症，尿素氮＞10.7 mmol／L（30 mg／dL），并排除血容量不足所致者。④血总补体或C_3反复降低。

【治疗】

1.一般治疗

（1）休息：高度水肿者宜卧床休息，消肿后可活动，卧床时应经常变换体位，以防血栓形成。除显著水肿或并发感染、严重高血压外，其他不需卧床休息。减少活动量，待病情缓解后逐渐增加。

（2）饮食与维生素：显著水肿和高血压时应短期限制水的摄入，低盐饮食1～2 g／d，病情缓解后不必继续限盐。蛋白质摄入量为1.2～1.8 g／（kg·d），以动物蛋白（乳、鱼、蛋、禽和牛肉）为宜。在应用糖皮质激素过程中还应每日补充维生素D 500～1000 U及适量钙剂400～800 mg。

（3）防治感染：保持皮肤清洁，预防皮肤感染。常规预防接种应在肾病缓解后，停用糖皮质激素3个月以上再进行。如接触水痘患儿后则应暂停糖皮质激素治疗。

（4）利尿剂消肿治疗：一般应用激素后7～14 d内多数患儿开始自行利尿消肿，故可不用额外加用利尿剂，但水肿严重、合并皮肤感染、高血压、激素不敏感或有腹水者需应用利尿剂。常用药物有氢氯噻嗪1mg／kg，2～3次／d，如2d内无效可加至2mg／kg，并加用螺内酯。上述治疗效果差时可用强效利尿剂，如呋塞米1～2mg／（kg·次），每6～8h口服1次，但多不单独应用，常与低分子葡萄糖酐及多巴胺合用，如对利尿剂无效且血浆蛋白过低者，可先采用低分子葡萄糖酐（5～10mL／kg）以暂时改善低血容量，内加多巴胺（增加肾血流，并排钠利尿）、酚妥拉明（扩张血管），控制滴速为多巴胺2～3g／（kg·min），扩容后继之利尿给予呋塞米1～1.5mg／kg，重症水肿者可连用5～10d。利尿过程中需预防低钾血症及可能导致低血容量的出现，利尿剂不宜长期大量应用。

（5）加强教育：应加强对患儿父母进行有关肾病知识的教育，并教给用试纸检验尿蛋白的方法。

2.糖皮质激素治疗

药物选择以生物半衰期为12～36h的中效制剂为宜。开始治疗时应足量，分次服用，尽快促使尿蛋白转阴；尿蛋白转阴后进行的维持治疗阶段以隔日晨顿服为宜；维持治疗不宜过短，应待病情稳定后再停药，以减少复发。

（1）中程疗法：国内较多采用，常用于初治患儿。

①诱导缓解阶段：泼尼松1.5～2mg／（kg·d）（总量不超过60mg），分3次口服。若4周内尿蛋白转阴，则转阴后至少巩固2周，足量治疗时间不应少于4周，最长8周。

②巩固维持阶段：以原足量2d量的2／3，隔日早餐后顿服4周，如尿蛋白持续阴性，则之后每2～4周减2.5～5mg，至每顿0.5～1mg／kg时维持3个月，以后每2周减2.5～5mg直至停药，总疗程约6个月。

（2）长程疗法：常用于复发患儿。

若诱导缓解治疗4周后尿蛋白仍未转阴，可继续用原剂量至尿蛋白转阴后2周，一般用药8周，最长不超过12周，然后改隔日2mg／kg早餐后顿服，继用4周，以后每2～4周减量1次，具体方法同上，总疗程9～12个月（长程疗法）。

（3）短程疗法：因较易复发，国内较少应用。

泼尼松2mg／（kg·d）（总量不超过60mg），分次服用，疗程4周，4周后不论效果如何，均改为1.5mg／（kg·d）隔日顿服，再用药4周停药，总疗程8周，然后骤然停药。

（4）复发和糖皮质激素依赖型肾病病例的治疗。

①调整糖皮质激素的用量和疗程：若在治疗后或减量过程中复发，应再次恢复到初始疗效剂量或上一个疗效剂量。或改隔日疗法为每日疗法，或将激素减量的速度放慢，延长疗程。同时应注意寻找患儿有无感染或是否存在影响糖皮质激素疗效的其他原因。

②更换糖皮质激素制剂：上述泼尼松疗法疗效欠佳者，可换用其他类型的糖皮质激素，如康宁克通A、曲安西龙、地塞米松或甲泼尼龙等。

③甲泼尼龙静脉冲击疗法：适用于激素耐药或频繁复发的病例。剂量15～30mg/（kg·次）（总量不多于1g），加入5%～10%葡萄糖溶液100～200mL中稀释后1～2h内静脉滴入，1次/d或隔日1次，3次为1个疗程，必要时1周后重复。冲击后48h，继以泼尼松2mg/kg，隔日早餐后顿服。其不良反应为静滴过程中有面红、震颤、恶心、味觉改变，还可致一过性高凝状态及高血压、心律失常、消化道溃疡出血。

④地塞米松：常规用法为泼尼松治疗后频繁复发或激素耐药的患儿，可换用地塞米松。地塞米松0.75mg可取代泼尼松5mg，3次/d口服，在尿蛋白阴转后巩固2周，改为泼尼松隔日早餐后顿服，再逐渐减量全停药，总疗程6个月左右。地塞米松冲击疗法：适应条件同甲泼尼龙冲击疗法，剂量1.5～2mg/（kg·次），最大量50mg/次，加入10%葡萄糖溶液100～250mL中稀释后1～2h内静脉滴注，1次/d，3d后改为隔日1次，共6次为1个疗程，继以泼尼松2mg/kg，隔日顿服4周，再逐渐减量至停药，总疗程6～9个月。

（5）激素治疗的不良反应。长期超量应用激素可造成：

①代谢紊乱，可出现明显柯兴化面容、肌肉萎缩无力、伤口愈合不良、高血糖、尿糖、水钠潴留、高血压、尿中失钾、蛋白质营养不良、高尿钙和骨质疏松。

②消化性溃疡和精神欣快感、兴奋、失眠，甚至表现为精神病、癫痫发作等；还可发生白内障、无菌性股骨头坏死、高凝状态、生长停滞等。

③易发生感染或诱发结核灶的活动。

④急性肾上腺皮质功能不全，戒断综合征。

3.免疫抑制剂

（1）免疫抑制剂适应证：NS频繁复发，糖皮质激素依赖、耐药或出现严重不良反应者，不能耐受或有激素禁忌证者，可选用下列药物之一进行治疗。

（2）药物的种类和用法

①环磷酰胺：口服疗法，环磷酰胺2~2.5mg/（kg·d），分2~3次口服或每日早晨1次顿服，疗程8~12周，复发病例连用8周，激素依赖病例连用12周，总剂量200~250mg/kg。宜饭后服用以减少胃肠道反应。用药期间应多饮水，以预防出血性膀胱炎。本药可引起骨髓抑制，治疗期间每1~2周查血常规，白细胞总数<4×10^9/L时应减量，小于3×10^9/L时应停药。远期不良反应为性腺受抑制，如总剂量<300mg/kg时此不良反应较轻。冲击疗法，环磷酰胺8~12mg/（kg·d），每2周连用2d；或0.5~0.75g/（m^2·次），1次/月，连用6~9次，均加入生理盐水或葡萄糖溶液中，1~2h内静脉滴注，随即给予2000mL/m^2葡萄糖溶液，并加入5%碳酸氢钠溶液中静脉滴注。用药期间应多喝水，每2周重复1个疗程，累积量<150~200mg/kg。不良反应有白细胞减少、脱发、肝功能损害和出血性膀胱炎，少数可发生肺纤维化。远期对性腺也有损害。病情需要者可小剂量、短疗程，不间断用药，避免青春期前和青春期用药。

②苯丁酸氮芥：能减少激素敏感者的复发。0.1~0.2mg/（kg·d），分2~3次口服，疗程2~6个月，累积用量<10mg/kg。不良反应有性腺损害骨髓抑制，较环磷酰胺少，用药期间每1~2周应检查血常规。

③盐酸氮芥：0.1mg/（kg·d）口服，连用4d，同时应用泼尼松1.5mg/kg，隔日顿服，直至盐酸氮芥停用后9d，此为1个疗程。可在2~4周后重复1个疗程。不良反应有恶心、呕吐，偶有白细胞减少，但有疗程短、毒性低的优点。

④环孢素A：适用于糖皮质激素、雷公藤、环磷酰胺冲击疗法均失败者。5mg/（kg·d），分2次口服，间隔12h，用药常需监测血浓度以调整剂量，一般维持血浓度在100~200g/L，药物多在1个月内起效，有效者3个月后可逐渐减量至2.5mg/（kg·d）口服，疗程3~6个月。如无效则3个月后停用。不良反应主要有肾小管间质不可逆损害，故须定期检测肾功能。尿N-乙酰-β氨基葡萄糖苷酶升高是肾毒性的早期指标，可应用钙通道阻滞剂进行预防。其他不良反应有高血压、高尿酸血症、高钾和低镁血症、钠潴留、多毛和牙龈增生等。已有肝肾功能损害、感染、肾小管间质损害，近2个月用过免疫抑制剂的患者不宜应用环孢素A。

⑤霉酚酸酯：通过抑制嘌呤代谢途径中肌苷酸脱氢酶而抑制细胞增殖。15~25mg/（kg·d）口服，最大量<1.5g/d，可与泼尼松合用，在泼尼松减量至5~7mg/d时加用霉酚酸酯。霉酚酸酯疗程6~7个月。不良反应有诱发感染、胃肠道

反应、嗳气、白细胞减少、皮疹、AST、ALT升高等，偶有发生胰腺炎、肺纤维化者。

⑥雷公藤：雷公藤总甙，剂量为1mg/（kg·d），最大量＜45mg/d，分3次口服。12周后减量，每周用4d停3d，用12周停药，总疗程6个月。雷公藤甲素，剂量为3.3mg/（kg·d），分3次口服，8周后改为间歇用药，每周服4d停3d，总疗程3～6个月。不良反应为白细胞减少、胃肠道反应、皮肤色素沉着，也可能影响性腺功能。

⑦长春新碱：0.075mg/（kg·次）或1.4mg/m²，最大量＜2mg/次，加入生理盐水100～200mL静脉滴注，每3～7d1次，尿蛋白转阴后改为1次/周，10次为1个疗程。长春新碱有免疫抑制和抑制血小板功能的作用，可减少肾病的高凝状态。不良反应有恶心、呕吐，白细胞减少等。

4.其他治疗

（1）抗凝剂的应用适用于伴有高凝状态的病例，尤其是膜增生性肾炎等严重病理类型。

①肝素：用于血管栓塞的治疗，剂量1mg/（kg·d），加入10％葡萄糖溶液50～100mL中稀释后静脉点滴，1次/d，2～4周为1个疗程。也可选低分子量肝素，70～80U/（kg·d）皮下注射，1～2次/d。病情好转后改口服抗凝药维持。

②尿激酶：有直接激活纤溶酶溶解血栓的作用。剂量3万～6万U/d，加入10％葡萄糖溶液100～200mL中稀释后静脉滴入，1～2周为1个疗程。

③双嘧达莫：剂量5～10mg/（kg·d），分3次饭后服，6个月为1个疗程。

④阿魏酸哌嗪：剂量100～150mg/次，3次/d，疗程2～3个月。

⑤华法林：剂量0.1mg/（kg·d），分2～3次口服。

（2）免疫调节剂：一般用于糖皮质激素的辅助治疗，多用于并发感染、频繁复发或糖皮质激素依赖者。常用左旋咪唑2.5mg/kg，隔日用药，疗程6个月。不良反应有胃肠不适、流感样症状、皮疹、中性粒细胞下降等，停药后可恢复。

（3）血管紧张肽转换酶抑制剂：可改善肾小球动力学状态，常用于降蛋白尿治疗，可辅助激素治疗，尤其适用伴发高血压者。常用有卡托普利、依那普利、福辛普利等。如卡托普利，0.5～1mg/（kg·d），分3次口服；依那普利，0.05～0.1mg/（kg·次），1次/d。疗程6个月以上。

（4）免疫球蛋白：适用于膜性肾病。200～400mg/（kg·次）静脉滴注，3～5d为1个疗程。每3周重复1个疗程，共治疗10个月，可使尿蛋白转阴，病理学表现明显改善。

（5）中医治疗：NS属中医"水肿""阴水""虚劳"的范畴。可根据辨证施治原则进行治疗。

第三节　溶血尿毒综合征

【概述】

溶血尿毒综合征（hemolytic uremic syndrome，HUS）是由多种病因引起的以血管内溶血为病理生理变化的微血管病变，临床主要表现为溶血性贫血、血小板减少和肾衰竭。本病病因不明，可分为两种类型：典型和非典型两种。典型HUS常有前驱胃肠道症状，又称为腹泻后HUS，大肠杆菌O 157:H7和志贺痢疾杆菌等产生的螺旋毒素是该型的主要致病源。非典型HUS又称为无腹泻HUS，无前驱胃肠道症状，可分为继发性与特发性，前者继发于肺部感染、败血症、肾脏病、肿瘤及应用疫苗、药物等；后者为常染色体显性或隐性遗传，有家族史，且易复发。本病可发生于任何年龄，主要见于婴幼儿和学龄儿童，是小儿急性肾衰竭的常见原因之一。该病尚无特殊疗法，死亡率高，近年来采用早期腹膜透析等综合治疗，病死率已明显下降。

【诊断】

1.前驱症状：多有胃肠炎症状及呼吸道感染症状，持续数日至2周，其后有5~10 d的无症状间歇期，部分病例无间歇期。

2.急性期表现

（1）有溶血性贫血的临床表现与实验室检查结果，Coomb's试验阴性。血涂片可见红细胞形态大小不一，有异形红细胞，呈"盔帽状"、三角形、"芒刺状"及红细胞碎片，这些破碎红细胞＞2%。

（2）有出血、血小板减少、凝血功能异常表现，有消化道出血，如黑便、呕血等。

（3）少尿或无尿，血BUN、Cr升高，尿常规异常，表现急性肾功能衰竭。

3.肾活检显示肾脏微血管病、微血管栓塞。

4.分型诊断要点

（1）轻型：溶血性贫血、BUN升高、血小板减少，并有高血压、抽搐、尿少、无尿但无尿期＜24 h等表现。

（2）重型：溶血性贫血、BUN升高、血小板减少，同时有高血压、抽搐、尿少或无尿期＞24 h。

5.本病需与血栓性血小板减少性紫癜、红细胞葡萄糖–6–磷酸脱氢酶缺乏症、Evans综合征等疾病相鉴别。

【治疗】

1.一般治疗

维持机体水、电解质平衡，补充累积损失及继续损失，记录24 h出入量。

2.对症治疗

（1）急性肾衰竭的治疗：与一般肾衰竭治疗相似，除强调严格控制水量，积极治疗高血压及补充营养，维持水、电解质平衡外，提倡尽早进行透析治疗。

（2）贫血的治疗：当红细胞压积下降到15%，或Hb＜60 g/L可输注新鲜红细胞悬液（5～10 mL/kg），于2～4 h内缓慢输入，间隔6～12 h可重复1次，使血红蛋白维持70 g/L左右。一般应避免输血小板，因其可能加重微血栓。

（3）血栓性微血管病的治疗

①输注新鲜冰冻血浆起始剂量为30～40 mL/（kg·次），以后减为15～20 mL/（kg·d），直至血小板＞150×10^9/L时为止。由肺炎球菌所致者禁输血浆。

②新鲜冰冻血浆置换疗法，以补充、刺激PGI2生成所需的血浆因子或去除血浆中抑制前列腺环素（PGI2）的物质。每次置换血浆2～4 L，开始1次/d，3～4 d后改为隔日1次或2次/周。由肺炎链球菌所致者不进行此疗法。

（4）高血压的治疗：控制高血压一般用硝基苯吡啶，口服0.25～0.5 mg/（kg·次），惊厥发作可用安定0.1～0.3 mg/（kg·次），缓慢静脉注射。

（5）抗感染治疗：腹泻后HUS常有大肠杆菌O 157：H7和志贺痢疾杆菌残余感染，应选用敏感抗生素抑制病情加重。常用药物有第三代头孢菌素，年长儿可慎用氟喹诺酮类药物口服。

①甲泼尼龙冲击疗法：剂量20 mg/（kg·d）静脉滴注，3 d为1个疗程，可用1～2个疗程。对D–HUS疗效好，可控制溶血，抑制免疫反应。

②前列腺环素（PGI2）：早期静脉滴注有效，起始剂量为2～3 ng/（kg·min），逐渐增加至5～10 ng/（kg·min）或出现心动过速、低血压、腹部不适时为上。

3.其他治疗

（1）抗凝与纤溶治疗：包括肝素、尿激酶、链激酶、双嘧达莫和阿司匹林。

（2）透析疗法：凡无尿＞24 h，BUN＞53.4mmol／L（150mg／d）。血钾＞6mmol／L和伴有心衰、肺水肿及顽固性高血压者都应早期透析治疗。

第四节 泌尿系感染

【概述】

泌尿系感染（urinary tract infections，UTI）简称尿路感染，是病原体直接侵入尿路在尿液中生长繁殖，并侵犯尿路黏膜或组织而引起的尿路炎性疾病。感染可累及尿道、膀胱、肾盂及肾实质等处，根据感染部位可分为上尿路感染与下尿路感染（膀胱炎和尿道炎），但因其定位困难，故统称UTI。根据临床表现可分为症状性与无症状性（无症状性菌尿）泌尿道感染 2 类，需特别提出的是无症状性是儿童时期泌尿道感染的重要组成部分，可见于任何年龄、性别的儿童，甚至是3个月内的小婴儿，学龄期以女孩多见。根据病程可分为急性泌尿道感染与慢性泌尿道感染。病原体多为细菌，80%～90%的小儿首次UTI是由大肠杆菌引起，其次有克雷伯杆菌、变形杆菌及腐生葡萄球菌。另肠球菌、假单胞菌、金黄色葡萄球菌、表皮葡萄球菌、流感嗜血杆菌和B组链球菌等也可造成感染。支原体、真菌及病毒引发的感染较少发生。感染途径中上行感染最多见。小儿易发生泌尿道感染的内在因素包括生理解剖特点、先天畸形、尿路梗阻、膀胱输尿管反流、女孩的蛲虫感染等。血行感染多发生在新生儿及小婴儿。少数由淋巴通路及邻近器官经过组织直接波及。

【诊断】

1.临床表现在各年龄段可有不同

（1）新生儿可有发热、体温不升、拒乳、呕吐、腹泻、烦躁、嗜睡和体重不增。

（2）婴幼儿可有发热、呕吐、腹泻、腹痛、腹胀、食欲减退、生长发育迟缓、精神萎靡与激惹。可有排尿时哭闹、尿恶臭，因尿频而致顽固性尿布皮炎，可有排尿中断或夜间遗尿。

（3）年长儿下尿路感染时有尿频、尿急、尿痛。可有排尿困难、尿液浑浊、一过性血尿、夜间造尿。上尿路感染时有发热、寒战、腰痛、腹痛，体检有肾区叩击痛、肋脊点压痛等。

2.尿常规检查

离心尿白细胞≥10个/高倍视野，或不离心尿白细胞≥5个/高倍视野，或白细胞成堆，或见白细胞管型。尿白细胞排泄率为（20~30）×10^4/h为可疑，>30×10^4/h有诊断意义。

3.尿液细菌学检查

（1）新鲜尿液涂片：革兰染色，每油镜视野中细菌>1个，或离心尿液涂片每油镜视野中细菌>10个有诊断意义。

（2）治疗前清洁中段尿细菌培养：菌落计数>1×10^8/L，可确诊为尿路感染；（1~10）×10^7/L为可疑；<1×10^7/L为污染。如症状明显，两次培养为同一细菌，虽菌落计数为可疑，仍可确诊。

4.无症状性泌尿诊断要点

无任何症状，但具有以下一项：①连续两次清洁中段尿培养，细菌菌落计数>1×10^8/L，且为同一菌株。②一次清洁中段尿培养，细菌菌落计数>1×10^8/L，尿沉渣白细胞计数>10个/高倍视野。③耻骨联合上膀胱穿刺尿液培养有细菌生长。

5.慢性肾盂肾炎诊断要点

反复或迁延的上尿路感染病史大于1年，并具有以下之一项：①静脉肾盂造影见到肾盂肾盏变形、缩窄。②两肾大小不等，多形凹凸不平。③持续性肾小管功能损害。

【治疗】

1.一般处理

急性感染时应卧床休息，多饮水，勤排尿，减少细菌在膀胱内停留时间，女孩应注意外阴清洁，积极治疗蛲虫。对发热、头痛、腰痛者可对症处理。对尿路刺激症状明显者，可口服山莨菪碱等抗胆碱药、碳酸氢钠，严重者可应用镇静剂。

2.抗生素治疗

早期积极应用抗生素治疗。抗生素应用原则如下。①感染部位：上尿路感染应选择血药浓度高的药物，下尿路感染选择尿浓度高的药物，如呋喃类。②尿培养及药敏试验结果。③对肾损害小的药物。④治疗效果：如治疗2~3 d症状仍不见好转或菌尿持续存在，可能是细菌对所用药物耐药，应及早调整，必要时可两种药物联合应用。

（1）磺胺类药物：常作为初次感染的首选药物，如复方磺胺甲噁唑，剂量50mg／（kg·d），分2次口服，疗程1~2周。注意多饮水，防止尿中形成结晶，肾功能不全时慎用。

（2）吡哌酸：尿中排出率高，对大肠杆菌引起的尿路感染疗效好。剂量30~50mg／（kg·d），分3~4次口服。不良反应少，可有轻度胃肠道反应，幼儿慎用。

（3）呋喃妥因：抑菌范围广，对大肠杆菌效果显著，不易产生耐药性。剂量8~10mg／（kg·d），分3次口服，易致胃肠反应，宜饭后服用。

（4）诺氟沙星：对革兰阳性、革兰阴性细菌均有较强的抗菌作用。剂量为5~10mg／（kg·d），分3~4次口服。长期应用可致菌群失调，一般不用于幼儿。

（5）氨基糖苷类：该种抗生素因其肾毒性较大，且对听力有影响，使用时应慎重。

（6）对上尿路感染或有尿路畸形的患儿，一般选用两种抗菌药。新生儿和婴儿用氨苄西林，75~100mg／（kg·d）静注，加头孢噻肟钠，50~100mg／（kg·d）静注，连用10~14d。1岁小儿用氨苄西林，100~200mg／（kg·d），分3次静注或用头孢噻肟钠，也可用头孢曲松钠，50~75mg／（kg·d），静脉缓慢滴注，疗程共10~14d。

急性感染如所选药物对细菌敏感，一般10d疗程可使绝大多数患者感染得到控制，如不伴发热，5d疗程已足够，然后定期随访1年左右。因多数再发者是再次感染所致，因此不主张对所有患者均采用长程疗法。具体建议如下：①不经常复发者，再发作后按急性处理。②反复再发作者，急性症状控制后可用复方磺胺甲唑、呋喃妥因、吡哌酸或诺氟沙星中的一种小剂量（治疗量的1／4~1／3）每晚睡前服用1次，疗程持续3~4个月。③对反复多次感染或肾实质已有不同损害者，疗程可延长至1~2年。为防止耐药菌株产生，可联合用药或轮替用药，即每种药物使用2~3周后轮换。

（孙　蒙　冯相宇）

第十章　血液系统疾病

第一节　营养性缺铁性贫血

【概述】

营养性缺铁性贫血（nutritional iron deficiency anemia，NIDA）是由于体内铁缺乏导致体内血红蛋白合成减少所致的一种疾病。本病是小儿贫血中的最常见的一种，以6个月至2岁的婴幼儿发病最高，临床特点为小细胞低色素性贫血，同时血清铁蛋白减少，应用铁剂治疗有效。其病因主要有先天储铁不足（早产儿、多胎儿）、铁摄入不足、生长发育因素、铁的吸收障碍、铁丢失过多等。

【诊断】

1.皮肤黏膜苍白，以唇、口腔黏膜及甲床较明显；患儿易疲劳；年长儿可诉头晕、眼前发黑、耳鸣等不适。

2.肝、脾轻度肿大等髓外造血的表现，年龄越小，病情越重，表现越明显。

3.有明确的缺铁病因，如铁供给不足、吸收障碍、需要增多或慢性失血等。

4.血红蛋白水平低于正常，以海平面为标准，新生儿血红蛋白<145g／L，1—4个月婴儿血红蛋白<90g／L，4—6个月<100g／L，6个月至6岁<110g／L，6—14岁<120g／L。海拔每增高1000m，血红蛋白正常值升高14%。

5.镜下红细胞表现为低色素性小细胞，MCV<80fl，MCH<26pg，MCHC<316g／L。

6.实验室检查：①血清铁<10.7μmol／L（60μg／dL），血清铁蛋白<12μg／L，或红细胞内碱性铁蛋白<4.5μg／红细胞（>6个月小儿）。②总铁结合力>62.7μmol／L（350μg／dL），运铁蛋白饱和度<15%。③骨髓细胞外铁明显减少或消失，铁粒幼细胞<15%。④红细胞游离原卟啉>0.9μmol／L（50μg／dL），或血液锌原卟啉>0.96μmol／L（60μg／dL）。

7.铁剂治疗有效，用铁剂治疗4周后，血红蛋白比治疗前增多20g／L以上。

8.分度诊断要点

（1）轻度：红细胞（3~4）×10^{12}/L，或血红蛋白90g/L至正常下限，新生儿血红蛋120~145g/L。

（2）中度：红细胞（2~3）×10^{12}/L，或血红蛋白60~90g/L，新生儿血红蛋白90~120g/L。

（2）重度：红细胞（1~2）×10^{12}/L，或血红蛋白30~60g/L，新生儿血红蛋白60~90g/L。

（4）极重度：红细胞<1×10^{12}/L，或血红蛋白<30g/L，新生儿血红蛋白<60g/L。

9.分期诊断要点

（1）铁减少期：骨髓细胞外铁减少，血清铁蛋白、红细胞内碱性铁蛋白减少，红细胞游离原卟啉、血清铁、总铁结合力、运铁蛋白饱和度、外周血血红蛋白均正常。

（2）红细胞生成缺铁期：骨髓细胞外铁明显减少，血清铁蛋白、红细胞内碱性铁蛋白减少，红细胞游离原卟啉升高，血清铁、总铁结合力、运铁蛋白饱和度、外周血血红蛋白均正常。

（3）缺铁性贫血期：骨髓细胞外铁消失，血清铁蛋白、红细胞内碱性铁蛋白减少，红细胞游离原卟啉升高，血清铁、运铁蛋白饱和度、外周血血红蛋白减少，总铁结合力升高。

10.本病诊断时需与慢性感染性贫血、地中海贫血、铁粒幼红细胞贫血、特发性肺含铁血黄素沉着症等疾病相鉴别。

【治疗】

1.一般治疗

改善饮食，合理喂养，给予高蛋白、富含铁元素、维生素C的食物、蔬菜和水果；加强护理，积极避免和控制感染，注意休息，保护心脏功能。

2.铁剂治疗

（1）口服铁剂：临床常选用较易吸收的二价铁盐制剂进行补铁。常用的口服铁剂为硫酸亚铁，含铁量为20%，口服铁剂的剂量常以元素铁来计算，一般4~6mg/（kg·d），分3次口服，每次量不超过元素铁1.5~2mg/kg。服用时以两餐之间口服为宜，既可减少胃肠道不良反应，又可增加吸收。同时服用维生素C，可增加铁的吸收。牛奶、茶、咖啡及抗酸药等与铁剂同服均可影响铁的吸收。铁剂应继续用至血红蛋白达正常水平后2个月左右再停药，以补足铁的贮存量。治疗中最好测定血清铁蛋白，以避免铁过量。

（2）注射铁剂：对于口服铁剂治疗无效、不能耐受口服铁剂或腹泻严重而贫血又较重的患儿，可考虑铁剂注射。常用铁剂有葡萄糖酐铁，含铁50 mg / mL，肌内注射；或含糖氧化铁，含铁20 mg / mL，静脉注射。铁剂肌内注射时局部可产生荨麻疹，还可见发热、关节痛、头痛或局部淋巴结肿大等不良反应；静脉注射时还可发生栓塞性静脉炎，且注射铁剂的治疗效应并不比口服快，故应慎重选择。

（3）铁剂应用后的反应：服用铁剂12～24 h后，细胞内含铁酶开始恢复，临床症状好转，烦躁激惹症状消失，食欲增加。36～48 h骨髓出现红细胞系增生，骨髓铁粒细胞和骨髓细胞外铁增加。网织红细胞于用药2～3 d开始上升，5～7 d达高峰，但很少超过10%，2～3周后降至正常。治疗1～2周后血红蛋白逐渐上升，一般于治疗后3～4周达到正常，贫血纠正。如合理用药3周后，血红蛋白上升仍不足20 g / L，应另寻原因，如未遵医嘱用药或实际剂量不足、合并感染、胃肠道因素影响铁剂的吸收和利用、继续失血或诊断可能错误等。如治疗满意，应在血红蛋白恢复正常后再继续服用铁剂6～8周，以增加铁储存。

3.输血治疗

缺铁性贫血由于发病缓慢，机体代偿能力强，一般不需要输血。但极重度贫血、重度贫血合并严重感染或并发心功能不全，或急需外科手术者，应考虑输血治疗。常用浓缩的红细胞，4～6 mL /（kg·次）（全血10 mL / kg），贫血愈重，每次输血量应愈少。对于血红蛋白在30 g / L以下者，应立即进行输血，采取少量多次的方法，若输血速度过快、量过大，可引致心力衰竭。一般不用洋地黄类制剂治疗。

第二节　营养性巨幼细胞贫血

【概述】

营养性巨幼细胞贫血（nutritional megaloblastic anemia）是由于缺乏维生素B_{12}或叶酸所致的一种大细胞性贫血。主要临床特点是贫血、神经系统症状、红细胞的胞体变大、骨髓中出现巨幼红细胞，用维生素B_{12}或叶酸治疗有效。本病主要见于2岁以内的婴幼儿，发病地区以山区、农牧区多见。

【诊断】

1.缺乏维生素B_{12}所致的巨幼红细胞性贫血诊断标准

（1）婴幼儿有摄入动物性食物不足的病史。

（2）多出生后6个月以后发病，贫血貌，有明显的精神神经症状，如表情呆滞、反应迟钝及智力、动作发育落后，甚至倒退等，重者可出现震颤。

（3）血红蛋白降低，红细胞计数按比例较血红蛋白降得更低，呈大细胞性贫血，$MCV > 94fl$、$MCH > 32pg$，红细胞大小不等，以大细胞多见，多数红细胞呈大卵圆形。中性粒细胞胞体增大，核分叶过多（5叶者$>5\%$或6叶者$>1\%$）。骨髓增生活跃，巨幼红细胞$>10\%$。粒细胞系统及巨核细胞系统亦有巨型变，巨核细胞有核分叶过多、血小板生成障碍。

（4）血清维生素B_{12}含量$<7.4pmol/L$（$100ng/L$）。具有上述第（1）~（3）项可临床诊断为本病，如同时具有第（4）项可确诊本病。

2.缺乏叶酸所致的巨幼红细胞性贫血诊断标准

（1）有摄入量不足（羊乳喂养等）、长期服抗叶酸药或抗癫痫药或长期腹泻史。

（2）发病高峰年龄为4~7个月，严重贫血貌，易激惹，体重不增，慢性腹泻等。

（3）血象和骨髓象改变与维生素B_{12}缺乏贫血相同。

（4）血清叶酸含量$<6.91nmol/L$（$3\mu g/L$）。

（5）红细胞叶酸含量$<317.8nmol/L$（$140\mu g/L$）。

具有上述第（1）~（3）项可临床诊断本病，如同时具有第（4）、（5）项可确诊本病。

3.分度诊断

（1）轻度：红细胞（3~4）$\times 10^{12}/L$，或血红蛋白$90g/L$至正常下限，新生儿血红蛋白$120~145g/L$。

（2）中度：红细胞（2~3）$\times 10^{12}/L$，或血红蛋白$60~90g/L$，新生儿血红蛋白$90~120g/L$。

（3）重度：红细胞（1~2）$\times 10^{12}/L$，或血红蛋白$30~60g/L$，新生儿血红蛋白$60~90g/L$。

（4）极重度：红细胞$<1\times 10^{12}/L$，或血红蛋白$<30g/L$，新生儿血红蛋白$<60g/L$。

【治疗】

1.一般治疗

去除病因，注意营养，及时添加动物性辅食。加强护理，防治感染。震颤严重不能进食者可应用鼻饲或静脉供应营养。

2.维生素B_{12}治疗

（1）用药方法：维生素B_{12}肌内注射，100μg/次，2~3次/周，连用数周，直至临床症状好转，血红蛋白和红细胞恢复正常为止，通常需用药1个月以上，以达到体内维生素B_{12}的正常储存量。当有神经系统受累症状时，可用维生素B_{12}0.5~1mg/d肌内肌注，连用2周，至病情好转后改为维生素B_{12}1mg/月肌内注射，再用6个月；由于维生素B_{12}吸收缺陷所致的患者，肌注1mg/月，应长期应用。有肌肉震颤者，可给予镇静剂。

（2）维生素B_{12}治疗后反应：给予维生素B_{12}6~7h后，骨髓内巨幼红细胞转化为正常幼红细胞，精神症状在2~4d后好转，网织红细胞用药2~4d后开始上升，6~7d达高峰，2周后降至正常。精神神经症状恢复较慢。

3.叶酸治疗

（1）用药方法：叶酸口服剂量，5mg/次，3次/d，连续数周直至临床症状好转、血象恢复正常为止。同时口服维生素C可促进叶酸的吸收及疗效。对使用抗叶酸代谢药物而致病者，可用亚叶酸钙治疗。先天性叶酸吸收障碍者，口服叶酸剂量应增加至15~50mg/d，且长期用药。

（2）叶酸治疗后反应：补充叶酸1~2d后食欲好转，骨髓内巨幼红细胞转化为正常，但巨大中性晚幼粒细胞可持续存在数日。网织红细胞2~4d后开始上升，4~7d达高峰，2~6周后红细胞和血红蛋白恢复正常。

4.其他治疗

严重营养性巨幼红细胞贫血患儿，心肌处于缺氧状态，在开始治疗48h内红细胞生成明显增加，可导致血钾突然减低，甚至造成患儿猝死，故应加服氯化钾0.25~0.5g，3次/d。

第三节　遗传性球形红细胞增多症

【概述】

遗传性球形红细胞增多症（hereditary spherocytosis）是一种因红细胞膜骨架蛋白先天性异常引起的常染色体遗传性溶血病。其主要特点是红细胞因膜表面积减少变形为球形，故外周血中常可见较多红细胞呈小球形，红细胞膜结构上的缺陷是本病发病的主要原因。临床以贫血、黄疸、脾肿大、血液中球形红细胞增多为主要表现。病程较长，并伴有溶血反复急性发作，多在1岁内发病，男女均可发生，未行脾切除的患者可并发色素性胆石症。本病常可查及相关的家族史，但也有10%～20%患者为散发性病例，在其家族中并无此病，这与基因自然突变有关。

【诊断】

1.典型病例可根据黄疸、贫血、脾肿大、球形红细胞增多（外周血小球形红细胞＞10%，MCHC可升高）、网织红细胞增多、红细胞脆性增高和阳性家族史等作出诊断。

2.轻型病例，特别是球形红细胞不多、渗透脆性正常者，需做红细胞孵育后脆性试验和48 h自身溶血试验才能确诊。红细胞渗透脆性试验中，正常人开始溶血0.42%～0.46%，完全溶血0.28%～0.32%。本症多于0.50%～0.75%开始溶血，0.40%完全溶血；24 h 37℃温水孵育后渗透脆性增加，1000A，阳性。

3.酸化甘油溶血试验阳性（15 s以内）。

4.极少数患者的诊断需要依赖红细胞膜蛋白分析或测定。应用聚丙烯酰胺凝胶电泳进行红细胞膜蛋白分析，可见收缩蛋白等膜骨架蛋白缺少，或单链构象多态性分析、PCR-核苷酸测序等确定了基因突变点。

5.有阳性家族史。

6.分型诊断要点

（1）轻型：无贫血，上述有关溶血指标轻度异常。1/4患儿为此型。

（2）中间型：有轻度或中度贫血，上述有关溶血指标均异常。2/3患儿为此型。

（3）重型：有重度或极重度贫血，上述有关溶血指标均显著异常。少数患儿为此型。

7.本病诊断需与自身免疫性溶血性贫血、新生儿ABO溶血病、红细胞葡萄糖-6-磷酸脱氢酶缺乏症及不稳定血红蛋白病等疾病相鉴别。

8.在慢性病程中可发生"溶血危象"，表现为贫血和黄疸突然加重，伴有发热、寒战、呕吐，脾肿大显著并有疼痛；还可出现"再生障碍危象"，表现为红系造血受抑制为主的骨髓造血功能暂时性抑制，出现严重贫血，可有不同程度的白细胞和血小板减少。

【治疗】

1.一般治疗

注意休息，加强营养，预防感染。避免受凉、情绪紧张、劳累等诱发因素。

2.对症治疗

（1）解痉治疗：有胆石症可应用解痉止痛药缓解症状。

（2）预防溶血：口服叶酸，5mg/次，3次/d，可预防溶血危象的发生。

（3）控制感染：选用有效的抗生素积极控制感染，脾切除术前与术后也需预防性应用抗生素。

3.再生障碍危象、溶血危象时的治疗

重度贫血或发生溶血危象时应输注红细胞，发生再生障碍危象时除输注红细胞外，必要时输注血小板。同时应用糖皮质激素及叶酸，补液治疗。溶血危象时应用5%碳酸氢钠，5mL/（kg·d），经葡萄糖液稀释后静脉滴注。严重婴幼儿还可应用免疫球蛋白静脉滴注，减少红细胞的破坏。

4.其他治疗

（1）脾切除：对纠正贫血及消除症状具有良好的治疗效果，是治疗本病的根本办法。幼儿免疫功能尚不完善，脾切除后可发生暴发性肺炎球菌或大肠杆菌感染。本病因慢性溶血，可并发胆道的胆红素结石，10岁以后胆石症的发生迅速增多。因此，手术年龄以5—10岁为宜，既可减少术后感染的危险，又可防止胆石症的发生。反复发生再生障碍危象或重度溶血性贫血、生长发育迟缓的婴幼儿可于3岁以后手术。

（2）介入治疗：近年开展大部分脾栓塞介入治疗本病，可以避免脾切除术后免疫功能的下降，近期疗效良好，但远期疗效有待进一步观察。

（3）输血治疗：轻度贫血者无需输血，重度贫血（Hb<70g/L）或发生溶血危象者应输注浓缩红细胞10mL/（kg·次），可提高血红蛋白20~30g/L，维持血红蛋白

在60~90g/L。输血速度1ml/（kg·h），避免过多和过快，以造成心脏负担。发生再生障碍危象时可加输血小板。

第四节　特发性血小板减少性紫癜

【概述】

特发性血小板减少性紫癜（idiopathic thrombocytopenic purpura，ITP）又称自身免疫性血小板减少性紫癜，是由于体内产生抗血小板抗体，网状内皮系统吞噬破坏血小板，造成血小板减少的一种自身免疫反应性疾病。是小儿常见的出血性疾病，其特点是自发性出血，血小板减少，出血时间延长和血块收缩不良。根据病情和病程，本病可分为2种类型：①急性型，多见于2—8岁小儿，男女发病无差异。在发病前1~3周常有急性病毒感染史。②慢性型，病程超过6个月，多见于学龄儿童，男女发病数相等或女略多于男，起病缓慢，出血症状较急性型轻。

【诊断要点】

1.诊断依据（1999年中华儿科学会血液学组制定）

（1）血小板计数＜100×10⁹/L。

（1）血小板计数$< 100 \times 10^9$/L。

（2）骨髓巨核细胞增多或正常，有成熟障碍主要表现为幼稚型和成熟型无血小板释放的巨核细胞比例增加，巨核细胞颗粒缺乏，胞浆少。

（3）有皮肤出血点、瘀斑和黏膜出血等临床表现。

（4）急性型脾脏多肿大；慢性型可有脾肿大。

（5）具有以下4项中的1项：①糖皮质激素治疗有效。②脾切除有效。③血清血小板相关抗体（PAIg或PAC3）或特异性抗血小板抗体阳性。④血小板寿命缩短。

（6）排除其他可引起血小板减少的疾病，如再生障碍性贫血、白血病、骨髓增生异常综合征（myelodysplastic syndrome，MDS）、其他免疫性疾病以及药物性因素。

具有上述第（1）~（6）项者可诊断为特发性血小板减少性紫癜。

2.分型诊断

（1）急性型：起病急，常有发热，出血一般较重，血小板计数常为$< 20 \times 10^9$/L，病程≤6个月。

（2）慢性型：起病隐匿，出血一般较轻，血小板计数常为（30～80）×10^9/L，病程＞6个月。

3.病情分度诊断

（1）轻度：血小板＞$50×10^9$/L，一般无自发出血，仅外伤后易发生出血或术后出血过多。

（2）中度：血小板（20～50）×10^9/L，有皮肤黏膜出血点或创伤后瘀斑、血肿、创伤后出血延长，但无广泛出血。

（3）重度（具备下列1项者即可）：①血小板（10～25）×10^9/L，皮肤广泛出血、瘀斑或多发血肿、黏膜活动性出血（齿龈渗血、口腔血泡、鼻出血）。②消化道、泌尿道或生殖道暴发性出血或发生血肿。③视网膜出血或咽后壁出血。④创伤处出血不止，经一般治疗无效。

（4）极重度（具备下列1项即可）：①血小板≤$10×10^9$/L，皮肤黏膜广泛自发性出血、血肿或出血不止。②危及生命的严重出血（包括颅内出血）。

【治疗】

（一）急性型治疗

急性血小板减少性紫癜是一种自限性过程，只要没有严重威胁生命的出血，可以予以严密观察，暂不必治疗。一般当血小板计数＜$10×10^9$/L或血小板计数＜$20×10^9$/L并伴明显皮肤、黏膜出血者应予治疗。

1.糖皮质激素治疗选用下述1种治疗方法

（1）泼尼松治疗：适用于皮肤出血点多、血小板计数＜$30×10^9$/L的患儿。泼尼松，1.5～2mg/（kg·d），分3次口服，连用2～3周。第3周不论血小板计数高低，只要症状消失即可减量停用，疗程一般不超过4周。也可应用泼尼松，4～8mg/（kg·d），分3次口服，7 d后停药。若无好转可用小剂量泼尼松维持至不出血症状，待血小板恢复为止。

（2）地塞米松冲击疗法：有严重出血者（如消化道出血、鼻出血），或皮肤散在出血点，但血小板计数（10～15）×10^9/L的初始治疗患儿。地塞米松1mg/（kg·d），加入葡萄糖溶液中静脉滴注，连用3 d；之后再用0.75mg/（kg·d），连用4 d；再用0.5mg/（kg·d），连用5 d；再用0.25mg/（kg·d），连用6 d；然后改用泼尼松口服，待出血减轻、血小板上升后减量，停药。疗程一般不超过4～6周。根据国内报道，此法可使血小板在6～7d内上升至正常，疗效优于口服泼尼松和甲泼尼龙冲击疗法。

（3）甲泼尼龙冲击疗法：适应证同地塞米松冲击疗法。可单用或与输血小板联合使用，15～30mg/（kg·d），30min内静脉滴注，连用3d，然后改为常规剂量泼尼松口服，剂量同上。

足量糖皮质激素应用后一般在4h内出血可得到控制，1～2周后血小板回升，若48h内严重出血始终未能得到控制，应加用其他药物，如大剂量免疫球蛋白。

2.大剂量免疫球蛋白

适用于有严重出血者（如消化道出血、鼻出血），或皮肤散在出血点，但血小板计数（10～15）×10⁹/L的初始治疗患儿，特别适用将要进行外科手术或拔牙手术者和可能有威胁生命的严重出血者。0.4g/（kg·d）静脉滴注，连用5d[或0.8g/（kg·d），连用2d；或2g/（kg·d），用1d]。然后改为常规剂量泼尼松口服，也可同时静脉滴注糖皮质激素。IgA缺乏症患儿禁用，因该患儿在应用免疫球蛋白后可产生抗IgA抗体，再次应用时会发生过敏性休克。

3.输注血小板

因输注的血小板寿命短，仅可维持数小时至48h，因此输注血小板常作为辅助治疗手段，适用于急性型患儿，血小板计数<10×10⁹/L，有严重出血或有危及生命的出血需紧急处理者。浓缩血小板制剂，0.2～0.25U/（kg·次），静脉滴注，隔日1次，至出血减轻、血小板上升达安全水平（>30×10⁹/L）。同时给予糖皮质激素或免疫球蛋白静脉滴注，可减少输入血小板被破坏，提高疗效。因血小板制品中或多或少含有红细胞，故一般要求选用ABO同型制品，Rh阴性者最好输Rh阴性血小板。

4.输注红细胞

适用于有乏力、气促等贫血症状明显的急性失血性贫血者，浓缩红细胞5～10mL/（kg·次）。

（二）慢性型的治疗

1.糖皮质激素

糖皮质激素是慢性型的首选药物。常用药物为泼尼松，用法及剂量同急性型。待出血减轻、血小板平稳上升至安全水平（>30×10⁹/L）后，逐渐减量至0.25mg/（kg·d），隔日口服1次，维持治疗2个月后，如血小板持续>50×10⁹/L可停药。对糖皮质激素依赖者，减至能维持出血基本消失的最小剂量，疗程4～6个月。重型或极重型慢性患儿可间断给大剂量甲泼尼龙冲击疗法，用法和剂量同急性型。

2.大剂量免疫球蛋白

剂量及用法同急性型，也可1～2g／（kg·次）静脉滴注，每2～4周一次，维持血小板＞30×10^9／L和避免重度出血。

3.免疫抑制剂

（1）适应证：①糖皮质激素治疗无效者或依赖大剂量糖皮质激素维持者。②2岁以下严重出血不适于脾切除者。③切脾治疗无效者。

（2）常用药品种类和剂量

①长春新碱：1.5～2mg／（m^2·次）或0.05mg／kg（最大剂量2mg／次）持续静脉注射12h，1次／周，连用4～6次；或0.5～1mg／（m^2·次）加生理盐水250mL缓慢静脉滴注，连用4～6周为1个疗程。无效者停用。主要不良反应有脱发、周围神经炎、骨髓抑制。

②环磷酰胺：剂量2～3mg／（kg·d），分3次口服；或300～600mg／（m^2·次）静脉滴注，1次／周。疗效多在开始用药后2～6周出现，有效者可继续用药4～6周。治疗6～8周后仍无效者停药。

③硫唑嘌呤：2～3mg／（kg·d），分3次口服，用药后1个月至数月。

④环孢素A：4～9mg／（kg·d），分3次口服，2～3个月为1个疗程，不良反应为肾功能损害。

4.脾切除

2／3慢性型切脾有效，但脾切除后的感染率升高，故应严格掌握切脾指征，尽可能推迟切脾时间。

（1）脾切除指征：①经以上正规治疗仍有危及生命的严重出血或急需外科手术者。②病程＞1年，年龄＞5岁，且有反复严重出血，药物治疗无效或依赖大剂量糖皮质激素维持，骨髓巨核细胞增多者。③病程＞3年，血小板持续＜30×10^9／L，有活动性出血，年龄＞10岁，药物治疗无效者。

（3）术前准备：①血小板＜10×10^9／L者，预防性静脉应用糖皮质激素、免疫球蛋白、血小板。②血小板＜30×10^9／L者，预防性静脉应用糖皮质激素、免疫球蛋白。③血小板＞30×10^9／L者，预防性口服泼尼松。

（3）术后处理：①术后血小板≥1000×10^9／L者，应给予阿司匹林或双嘧达莫

（潘生丁），防止血栓形成。②应定期给予长效青霉素、免疫球蛋白注射，预防感染至5岁以后。5岁以上可酌情给予上述治疗。

5.其他治疗

适用于以上药物治疗无效者，可联合泼尼松口服用药。

（1）大剂量维生素C：2~3g/d，加入10%葡萄糖溶液中，静脉滴注7~14d为1个疗程，或2~3g/d口服，连用2~3个月。

（2）α-干扰素：对顽固性病例有效，剂量3万~6万U/kg皮下注射，3次/周，连用4周；或10万U/kg皮下注射，2次/周，连用12周。主要不良反应为发热。

（3）抗D免疫球蛋白：20~50μg/（kg·d），静脉滴注，2d为1个疗程。其升高血小板的作用较激素和大剂量免疫球蛋白弱但持续时间长。主要不良反应有轻度溶血性贫血反应和Coomb's试验阳性。

（4）炔羟雄烯异恶唑（达那唑）：是一种合成的雄性激素，多适用于成人及年长儿，也可用于难治性病例，与糖皮质激素有协同作用。口服10~20mg/d，疗程至少2个月，疗效多在开始用药后2~4个月出现，出现疗效后减量，隔日1次以维持无出血症状。不良反应可有肝功能异常，轻度水肿、皮疹、痤疮，偶有纤维蛋白溶解性皮肤出血。

（5）输注新鲜血或血小板：视具体情况而定，用法和剂量同急性型。

第五节　血友病

【概述】

血友病（hemophilia）是由于凝血因子Ⅷ、Ⅸ、Ⅺ缺乏所导致的一组遗传性凝血功能障碍的出血性疾病。根据病因可分为3种类型：①血友病A，即凝血因子Ⅷ（又称抗血友病球蛋白，AHG）缺乏症，最为多见，70%有家族史，属X连锁隐性遗传性疾病，一般男性发病，女性为携带者。②血友病B，即凝血因子Ⅸ（又称血浆凝血活酶成分，PTC）缺乏症，也属X连锁隐性遗传性疾病，一般男性发病，女性为携带者。③血友病C，即凝血因子Ⅺ（又称血浆凝血活酶前质，PTA）缺乏症，属常染色体显性或不完全性隐性遗传疾病，男女均可发病或传递疾病。

【诊断】

1.血友病A诊断要点

（1）临床表现：男性发病，可自发出现反复皮下瘀斑，关节、肌肉、深部组织出血，或外伤后出血不止。可有或无家族史，有家族史者符合X连锁隐性遗传规律，如亲兄弟或母性家族中男性有类似的出血病史。

（2）实验室检查：①试管法凝血时间：重型延长，中型可正常，轻型、亚临床型正常。②活化部分凝血活酶时间：重型明显延长，不能被正常血清纠正，但能被正常血浆及硫酸钡吸附正常血浆纠正，轻型稍延长或正常，亚临床型正常。③血小板计数、出血时间、血小板收缩正常。④凝血酶原时间（PT）正常。⑤Ⅷ：C活性降低或极低。⑥vWF：Ag正常，Ⅷ、C、vWF：Ag明显降低。

（3）除外Ⅷ因子抗体所致的获得性血友病A、血管性假性血友病。

2.血友病B诊断要点

（1）临床表现：同血友病A。

（2）实验室检查：①试管法凝血时间：重型延长，中型可正常，轻型、亚临床型正常。②血小板计数、出血时间、血小板收缩正常。③凝血酶原时间（PT）正常。④活化部分凝血活酶时间延长，能被正常血浆、正常血清纠正，但不能被硫酸钡吸附正常血浆纠正。⑤血浆Ⅸ：C活性降低或缺乏。⑥Ⅷ：C活性、vWF：Ag均正常。

3.血友病C诊断要点

（1）临床表现：男女均可患病，可有或无家族史，出血多发生于外伤或手术后，自发性出血较少。

（2）实验室检查：①试管法凝血时间：重型延长，中型可正常，轻型、亚临床型正常。②血小板计数、出血时间、血小板收缩正常。③凝血酶原时间（PT）正常。④活化部分凝血活酶时间延长可被正常血浆、正常血清及硫酸钡吸附正常血浆同时纠正。⑤血浆ⅩⅠ：C和ⅩⅠ：Ag活性明显降低，纯合子少于10%，杂合子10%～20%，有时30%～60%。⑥血浆因子Ⅷ：C活性、Ⅸ：C活性、vWF：Ag水平均正常。

4.临床分型诊断要点

（1）重型：多在婴儿起病，有自发性出血，关节、肌肉、内脏出血等临床表现。实验室检查凝血时间延长，凝血酶原消耗试验异常，活化部分凝血活酶时间延长，凝血活酶生成时间异常，Ⅷ：C或Ⅸ：C占0%～2%。

（2）中型：多在儿童期发病，轻微创伤后有严重出血，关节出血较少。实验室检查凝血时间延长或正常，凝血酶原消耗试验异常，活化部分凝血活酶时间延长，凝血活酶生成时间异常，Ⅷ：C或Ⅸ：C占2%～5%。

（3）轻型：易漏诊，表现为拔牙或手术后严重出血。实验室检查凝血时间正常，凝血酶原消耗试验异常或正常，活化部分凝血活酶时间延长或正常，凝血活酶生成时间异常，Ⅷ：C或Ⅸ：C占5%～25%。

（4）亚临床型：常被漏诊，通常无出血，仅在大手术或严重创伤后有中度出血。实验室检查凝血时间正常，凝血酶原消耗试验正常，活化部分凝血活酶时间正常，凝血活酶生成时间可能异常，Ⅷ：C或Ⅸ：C占25%～45%。

5.本病需与包括血小板减少性紫癜、血小板无力症、血小板病等血小板疾病、血管性假性血友病、继发性凝血因子缺乏症及其他少见的凝血因子，如因子Ⅴ、因子Ⅶ、因子Ⅹ、因子Ⅱ缺乏症等疾病相鉴别。

【治疗】

（一）预防及止血

1.预防出血

自幼养成安静的生活习惯，减少和避免外伤出血，尽可能避免肌内注射，如必须手术治疗时，应在术前、术中及术后及时补充所缺乏的凝血因子。

2.局部止血

对口、鼻等有创面的出血可局部压迫止血，如渗血仍不止可用血浆或凝血酶浸润湿棉球压迫止血。关节新近有出血者应用夹板制动放于功能位、局部冷敷，待病情稳定后，可进行按摩、理疗和适当关节活动，以保持关节的最大功能，防止畸形。严重关节畸形者可进行手术矫正。

（二）替代疗法

1.输入Ⅷ因子制剂用于血友病A的治疗

（1）常用剂型：传统有人血浆冻干浓缩制剂和牛、猪血浆Ⅷ因子制剂，但为防止用药后造成艾滋病、乙型和内型肝炎等血液传播疾病的传染，已很少应用。现多用基因重组人因子Ⅷ制剂，或用新技术提取并经灭毒处理的高浓度因子Ⅷ制剂。

（2）输入方法：Ⅷ因子的半衰期一般为8～12 h，故需每12 h输注1次，新鲜血液或血浆应于采血后6 h内输入。每输入1U／kg可提高血浆Ⅷ因子活性2%。公式为输入Ⅷ因子的U数=要求达到的Ⅷ因子浓度×体重（kg）×0.5，患者需要提高第Ⅷ因子的量和维持时间视个人出血轻重、部位和止血目的而定。①早期轻度出血：10～15 U／（kg·次），静脉滴注12 h 1次，连用1～3次，疗程约2 d。②中度出血：包括明显关节出血及轻度创伤后出血者，15～20U／（kg·次），静脉滴注12 h 1次，连用2 d后可改为1次／d或隔日1次，直至止血，疗程约4 d。③重度出血：包括严重出血、严重创伤、大手术，有颅内或内脏出血者，首日50U／（kg·次），每8～12h静脉滴注1次，以后30～50U／（kg·次），静脉滴注12 h 1次，维持血浆Ⅷ因子活性＞50%，5～7 d，必要时再维持血浆Ⅷ因子活性＞30%，5～7 d，疗程约7 d。

2.凝血因子Ⅸ制剂用于血友病B的治疗

（1）常用剂型：同Ⅷ因子制剂，现多用基因重组人因子Ⅸ制剂，或用新技术提取并经灭毒处理的高浓度因子Ⅸ制剂。

（2）输入方法：Ⅸ因子的半衰期为18～24 h，故需每24 h输注1次。每输入1U／kg可提高血浆因子Ⅸ活性1%。患者需要提高第Ⅷ因子的量和维持时间视个人出血轻重、部位和止血目的而定。①早期轻度出血：15～30U／（kg·次），静脉滴注1次／d，连用1～3次，疗程约2 d。②中度出血：包括明显关节出血及轻度创伤后出血者，30U／（kg·次），静脉滴注1次／d，直至止血，疗程约4 d。③重度出血：包括严重创伤、严重出血、大手术、有颅内或内脏出血者。首日80U／（kg·次），静脉滴注1次，以后50U／（kg·次），静脉滴注1次／d，维持血浆Ⅸ因子活性＞40%，5～7 d，必要时再维持血浆Ⅸ因子活性＞30%，5～7 d，疗程约7 d。

3.冷沉淀物

为从冰冻新鲜血浆中分离出的凝血因子。适用于轻型、中型血友病患儿，要求与受血者ABO血型相同或相容。国产冷沉淀物，每袋20 mL，通常以200 mL血浆制成，含有因子Ⅷ和因子Ⅷ各80～100U、纤维蛋白原250 mg、一定量的vWF及其他沉淀物。因子Ⅷ：C每1 U／kg可提高血浆Ⅷ因子活性2%。冷沉淀物由于用量少，Ⅷ：C浓度相对较高，止血疗效较好。

4.凝血酶原复合物（PPSB）

含有Ⅱ、Ⅶ、Ⅸ、Ⅹ等四种凝血因子，适用于血友病B的中度出血者的治疗。根据出血情况，20～50U／（kg·次），24 h 1次静脉滴注。

5.新鲜冷冻血浆

适用于轻型血友病A、B或C患儿。按每1mL血浆含因子Ⅷ1U计算，1mL/kg可提高Ⅷ因子活性2%，一次输入量不宜过多，10mL/（kg·次）即可。血友病B可用储存5 d内的冷冻血浆。

6.新鲜血浆

适用于血友病A、B或C患儿。血浆冷藏24 h后因子Ⅷ活性即减少50%以上；冷藏数周因子Ⅸ可保存活性80%～90%，因子Ⅺ冷藏后很快失活，但在体内半衰期为48～84 h，故对血友病A、血友病C患儿无条件时可输注6h内采集的新鲜血浆。10mL/（kg·次）可提高因子Ⅷ活性10%。输血浆10～20mL/（kg·次）可提高因子Ⅸ活性25%～50%。血友病B静脉滴注1次/d，血友病C每2～3 d静脉滴注1次。

7.新鲜全血

输血的疗效仅能维持2 d，同时可纠正贫血，故适用于伴有大量失血的、轻症的或无其他替代制剂的血友病A、B或C患儿，10mL/（kg·次）静脉滴注。

8.替代疗法的不良反应

反复输入血液制品，尤其是输入因子Ⅷ最大的危险是传播乙肝或丙肝等肝炎病毒，近来又有传播HIV危险的报道。此外，也常发生各类免疫反应，如过敏性休克及荨麻疹。应用前应静脉推注地塞米松2～5mg，可预防免疫反应发生。约5%的血友病A在接受因子Ⅷ治疗后，可产生因子Ⅷ抗体。

（三）其他治疗

1.止血药物应

用花生米衣（血宁片）可使出血减轻，但不能提高Ⅷ因子浓度，停用则症状如故，故需长期使用。肾上腺皮质激素只适用于关节出血和肾脏出血者。6-氨基己酸、对羧基苄胺及氨甲环酸，能抑制血浆酶原活化素的作用，从而保护已形成的纤维蛋白不被溶解而达到止血的目的，但肾出血者慎用。

2.提高因子Ⅷ活性的药物

（1）1-脱氨基-8-右旋精氨酸血管加压素（dDAVP）：常用于轻型血友病A患儿，对重型血友病者无效。用量0.3～0.5g/（kg·次），以20mL生理盐水稀释后于5min内缓慢静脉滴注，间歇12 h可重复注射，连用2～5次为1个疗程。首次应用后短时间内Ⅷ：C即可升高2～6倍。也可经鼻腔滴入，剂量为100g/mL，每次滴入0.25mL。

因有激活纤溶的作用，需与6-氨基己酸或氨甲环酸联合应用。

（2）雄激素：炔羟雄烯异恶唑成人600mg／d，连用14d口服。达那唑有提高因子Ⅷ活性、促进因子Ⅸ合成作用，与女性避孕药复方炔诺酮可减少血友病的出血。儿童选用时应密切注意其对性发育的影响。

（3）雷尼替丁：可提高血浆因子Ⅷ∶C活性，适用于轻、中型血友病A患者，重型者常无效。剂量0.1～0.15g／d，连服4d以上。

3.基因治疗

将正常人因子Ⅷ或因子Ⅸ基因转移到血友病A或血友病B患儿的组织细胞中，可合成及释放相应的凝血因子而达到止血的目的，正处在动物实验和临床前期验证阶段。

4.器官移植

全脾移植可使因子Ⅷ∶C活性在8%～20%，维持3年以上。

第六节　急性白血病

急性白血病（acute leukemia）是造血干细胞在分化过程中的某一阶段发生分化阻滞、恶性增殖导致造血组织中某一血细胞系统过度增生、进入血流并浸润到各组织和器官的1种恶性疾病。白血病在小儿恶性肿瘤性疾病中占首位。任何年龄均可发病，新生儿亦不例外，其中以学龄前期与学龄期为多见，男性发病高于女性，两者的比例为（1.1～1.6）∶1。小儿白血病中97%为急性白血病，慢性白血病仅占3%～5%。根据增生白细胞种类的不同，急性白血病可分急性淋巴细胞白血病（acute lymphoblastic leukemia，ALL，简称急淋）与急性非淋巴细胞白血病（acute non-lymphocytic leukemia，ANLL，简称急非淋）。病因与发病机制尚未明了，可能与病毒、电离辐射、某些化学物质，如苯及其衍生物，以及一些先天性遗传性疾病，如唐氏综合征、范科尼贫血（FA）等免疫缺陷病有关。2006年中华医学会儿科学分会血液学组、《中华儿科杂志》编辑委员会联合制订了《儿童急性淋巴细胞白血病诊疗建议（第三次修订草案）》。

【诊断要点】

1.诊断基本要点

（1）临床以发热、贫血、出血、器官与组织浸润征象，如淋巴结、肝脾肿大，骨与关节疼痛等为主要表现。

（2）外周血检查有不同程度的红细胞和血小板减少，白细胞计数大多增多，甚至超过$100 \times 10^9 / L$（高白细胞性白血病），但也可正常，甚至低于$1 \times 10^9 / L$（低增生性白血病）。血涂片可见原始细胞与幼稚细胞。

（3）骨髓中原始细胞与幼稚细胞极度增生$\geqslant 30\%$，幼红细胞和巨核细胞减少。少数患儿为增生低下。

（4）除外类白细胞反应胃淋巴瘤等类似疾病。

2.ALL形态学分型诊断要点

（1）L_1型：小细胞为主，染色质较粗、结构较一致，核形规则，偶有凹陷和折叠，核仁少而不清楚或无，胞浆量少，胞浆轻或中度嗜碱性，胞浆空泡不定，过氧化物酶染色阴性，末端脱氧核苷酸转移酶（TdT）阳性。

（2）L_2型：大细胞为主，染色质较疏松、结构较不一致，核形不规则，常有凹陷和折叠，核仁清楚，有一个或多个，胞浆量不定，常较多，胞浆嗜碱性不定，有些细胞呈深染，胞浆空泡不定，过氧化物酶染色阴性，末端脱氧核苷酸转移酶（TdT）阳性。

（3）L_3型：大细胞为主，大小较一致，染色质呈细点状、均匀较浓着色，核形较规则，核仁较规则，胞浆量较多，胞浆嗜碱性深蓝色，胞浆空泡明显，呈蜂窝状，过氧化物酶染色阴性，末端脱氧核苷酸转移酶（TdT）阴性。

3.ALL免疫学分型诊断要点

（1）T系急性淋巴细胞白血病（T-ALL）：具有阳性的T淋巴细胞标志，如CD1、CD2、CD3、CD4、CD5、CD7、CD8以及TdT等。

（2）B系急性淋巴细胞白血病（B-ALL），根据其对B系淋巴细胞特异的单克隆抗体标志反应的表现，可分为3个亚型：①早期前B型急性淋巴细胞白血病（early Pre B-ALL）：CD79aCD19和（或）CyCD22、CD10及HLA-DR阳性，Smlg、CyIg阴性。②前B型急性淋巴细胞白血病（Pre B-ALL）：CyIg阳性，SmIg阴性，其他B系标志CD79aCD19、CD20、CD10、CyCD22以及HLA-DR常为阳性。③成熟B型急性淋巴细胞白血病（B-ALL）：SmIg阳性，其他B系标志CD79a、CD19、CD22、CD10、CD20）以及HLA-DR多为阳性。

此外，尚可见伴有髓系标志的ALL（MY+ALL）具有淋巴系的形态学特征表现，以淋巴系特异的抗原表达为主，伴有个别、次要的髓系特异抗原标志（CD13、CD14、

CD33等阳性）。

4.ALL临床危险度分型诊断要点

（1）与儿童ALL预后确切相关的危险因素：①年龄在＜12个月的婴儿白血病或≥10岁的年长儿童。②诊断时外周血白细胞计数≥50×10^9/L。③诊断时已发生中枢神经系统白血病（CNSL）或睾丸白血病（TL）者。④免疫表现为T细胞白血病。⑤有不利的细胞遗传学特征：染色体数目为＜45的低二倍体，t（4；11）/MLL-AF4融合基因或其他MLL基因重排，或t（9；22）/BCR-ABL融合基因异常。⑥早期治疗反应不佳者：泼尼松诱导试验60mg/（m^2·d），连用7d，第8d，外周血幼稚淋巴细胞≥1×10^9/L（1000/μL），定为泼尼松不良效应者（PPR）和（或）标准方案联合化疗（包括泼尼松诱导试验）第19d骨髓幼稚淋巴细胞＞5%者。⑦初治诱导缓解治疗失败（标准诱导方案联合化疗6周未获完全缓解）。

（2）根据上述危险因素，临床危险度分型分为3型。

①低危ALL（LR-ALL）：不具备上述任何一项危险因素者。

②中危ALL（MR-ALL）：具备以下任何1项或多项者：a.年龄在≥10岁；b.诊断时外周血白细胞计数≥50×10^9/L；c.诊断时已发生CNSL和TL；d.免疫表型为T细胞白血病；e.染色体数目为＜45的低二倍体，或t（12；21），t（9；22）核型以外的其他异常染色体核型，或t（4；11）外的其他MLL基因重排。

③高危ALIJ（HR-ALL）：具备以下任何1项或多项者：a.年龄＜12个月的婴儿白血病；b.诊断时外周血白细胞计数≥100×10^9/L；c.染色体核型为t（9；22），有BCR-ABL融合基因，t（4；11），有MLL-AF4融合基因；d.早期治疗反应不佳者；e.初治诱导缓解治疗失败。

5.急性非淋巴细胞性白血病（ANLL）分型诊断要点

（1）原粒细胞白血病未分化型（M$_1$）：骨髓中原粒细胞≥90%，早幼粒细胞很少，中幼粒细胞以下阶段极少见，可见Aner小体。

（2）原粒细胞白血病部分分化型（M$_2$）：骨髓中原粒细胞与早幼粒细胞＞50%，有中幼粒细胞、晚幼粒细胞、成熟粒细胞。①M$_{2a}$：骨髓中原粒细胞＞30%，单核细胞＜20%，早幼粒细胞以下阶段＞10%。②M$_{2b}$：骨髓中核浆发育不平衡的中幼粒细胞＞30%。

（3）颗粒增多的早幼粒细胞白血病（M$_3$）：骨髓中颗粒增多的异常早幼粒细胞＞30%，胞核大小不一，胞浆中颗粒大小不一。①粗粒型（M$_{3a}$）：颗粒粗大，密集或融合。

②细颗粒型（M_{3b}）：颗粒细小。

（4）粒—单核细胞白血病（M_4）分为四种类型：①M_{4a}：原始粒细胞及早幼粒细胞增生为主，原始单核细胞、幼稚单核细胞和单核细胞＞20%。②M_{4b}：原始单核细胞增生为主，原始粒细胞及早幼粒细胞＞20%。③M_{4c}：原始细胞既有粒系又有单核系细胞特征＞30%。④M_{4d}：除以上特征外，有嗜酸颗粒粗大而圆且着色深的嗜酸粒细胞占5%～30%。

（5）单核细胞白血病（M_5）：骨髓中原幼单核细胞为主。①未分化型（M_{5a}）：原始单核细胞＞80%。②部分分化型（M_{5b}）：原始单核细胞＜80%，原始单核细胞和幼稚单核细胞＞30%。

（6）红白血病（M_6）：骨髓中有核红细胞＞50%，以原始与早幼红细胞为主，常有巨幼变。原始粒细胞及幼稚粒细胞（或原始单核细胞及幼稚单核细胞）＞30%。如外周血涂片中幼稚红细胞及幼稚粒细胞（或幼稚单核细胞）＞5%，则骨髓中原始粒细胞及幼稚粒细胞（或原始单核细胞及幼稚单核细胞）＞20%。

（7）急性巨核细胞白血病（M_7）：骨髓中原始巨核细胞＞30%，外周血中有原始巨核细胞。可分为未分化型与分化型。1998年国际血液病会议补充以下3型：①M_0：原始细胞＞30%，形态学及组织化学分析不表现髓系分化特征，CD 13、CD 14、CD 33标志至少一项阳性。淋巴系标志阴性。②急性未分化性白血病（AUL）：原始细胞缺乏任何的特异性标本。③急性杂合性白血病（HUL）：同时或先后表达淋巴系和粒系特异性标志，可分为三种类型：双标型、双系列型、转换型。

6.分型辅助检查

（1）骨髓细胞化学：主要用于各类白血病的鉴别诊断。

（2）细胞遗传学检查

①ALL：染色体数量异常，有≤45条的低二倍体，或≥47条的高二倍体。染色体核型异常，与ALL预后密切相关的核型异常有t（12；21）/ETV 6-CBFA 2融合基因；t（9；22）/ BCR-ABL融合基因；t（4；11）/MLL-AF 4融合基因。其他有T-ALL：t（11；14），B-ALL：t（8；14）等。

②ANLL：染色体常见核型改变，t（15；17）只见于M_3：t（8；21）常见于M_2：t（9；22）见于M_1与部分ALL。

7.中枢神经系统白血病的诊断要点

（1）中枢神经系统白血病的表现：①诊断时或治疗过程中脑脊液（CSF）中白细胞计数≥5×10^6 / L（5 / μL）。②同时在CSF沉淀玻片标本中有形态学可确定的原、幼淋巴细胞。③有或无中枢神经系统症状或体征。

（2）排除其他病因引起的中枢神经系统病变。

8.睾丸白血病的诊断要点

睾丸单侧或双侧肿大，质地变硬或呈结节状缺乏弹性感，透光试验阴性；超声检查可发现睾丸呈非均质性浸润灶，活组织检查可见白血病细胞浸润。

【治疗】

（一）一般治疗

1.防治感染。在治疗过程中，要加强营养，注意口腔卫生、皮肤护理及肛周清洁卫生。在化疗阶段，需保护性环境隔离，骨髓抑制时应用复方磺胺甲噁唑，每周连用3 d，预防卡氏囊虫肺炎，积极治疗细菌、病毒、真菌等感染。

2.输注血液成分。根据血液成分的丢失进行相应补充。

3.集落刺激因子。化疗期间有骨髓抑制者，可选用粒细胞集落刺激因子（G-CSF）、粒单核细胞集落刺激因子（GM-CSF）。

4.高尿酸血症的防治。在诱导化疗期充分水化及碱化尿液，如血白细胞＞25×10^9 / L，应同时服用别嘌醇，200～300mg /（m^2·d），连用5～7d。

（二）HR-ALL的化疗

1.诱导缓解阶段：应用VDLP方案：长春新碱（VCR）1.5mg / m^2静脉注射（最大量不超过2mg / m^2），于第8、15、22、29 d用；柔红霉素（DNR）20～30mg /（m^2·d），用5%葡萄糖溶液100mL稀释后，快速静脉滴注（30～40min），于第8、9、10 d用，共3次；门冬酰胺酶（L-ASP）6000万～1万U /（m^2·次），静脉滴注或肌内注射，于第11～29 d内隔日应用1次，共10次；泼尼松（FED）第1～7 d为泼尼松试验，60mg /（m^2·d），分次口服，第8～28 d为40mg /（m^2·d），分次口服，第29 d起每2 d减半，1周内减停。

需特别指出的是：①对于高白细胞血症（WBC≥100×10^9 / L）者，应用戊羟基脲20～30mg /（kg·d）口服，至白细胞＜50×10^9 / L开始化疗。②对有肺部低氧和脑部症状者，有条件的应做血浆置换去除高白细胞，预防细胞溶解综合征，并服用别嘌呤醇200～300mg /（m^2·d），预防高尿酸血症，充分水化和碱化尿液。DNR推迟到白细胞<50×10^9/L时开始，连用3d；于诱导缓解化疗的第19d必须复查骨髓涂片，可能出现 3 种不同的结果：a.M_1：骨髓明显抑制，原淋+幼淋<5%；b.M_2：骨髓呈不同程度抑制，原淋+幼淋5%~25%；c.M_3：骨髓抑制或不抑制，原淋+幼淋>25%。M_1者提示疗效和预后良好；M_2者提示疗效较差，即改用CAM方案，用法见下述；M_3或不缓解者提示无效，属难治性白血病，必须及时改换更为强烈的化疗方案，如DAEL方案等。

DAEL方案：地塞米松（DXM），剂量为20mg/（$m^2 \cdot d$），分次口服或静注，第1~6d用；阿糖胞苷（Ara-C），剂量为2g/m^2，12h1次，连用5次，静脉滴注射3h，于第1~3d用；依托泊苷（VP-l6）100g/m^2，12h1次，连用5次，静脉滴注3h，第3~5d用；L-ASP-25000U/m^2，静滴4h，第6d用。第3d时，VP-16与Ara-C用药应间隔12h。

2.巩固治疗：在诱导缓解治疗达CR时，尽早在诱导缓解治疗36d，重者在延长7d后开始应用CAM方案：环磷酰胺（CTX）1000mg/m^2，置于0.9%氯化钠溶液100mL，快速静滴，第1天d用；Ara-C，1g/（$m^2 \cdot$次），12h1次，于第2~4d用，连用6次，或2g/（$m^2 \cdot$次），12h1次，于第2~3d用，共4次，静脉滴注；6-巯基嘌呤（6-MP），50mg/（$m^2 \cdot d$），晚间一次口服，于第1~7d用。

3.髓外白血病的预防性治疗

（1）三联鞘注（IT）：于诱导治疗的第3d起仅用甲氨蝶呤（MTX）+DXM。此后第8d，15d，22d，29d用三联鞘注，诱导期间共5次，早期强化治疗末用1次。大剂量甲氨蝶呤（HD-MTX）+亚叶酸钙（CF）后三联灌注每8周一次，共22次。初次灌注时应避免损伤。

（2）大剂量甲氨蝶呤（HD-MTX）+四氢叶酸钙（CF）疗法：于巩固治疗休息1~3周后，视血象恢复情况，嗜中性粒细胞（ANC）>1.5×10^9/L，WBC≥3×10^9/L，肝、肾功能无异常时尽早开始，每10d为1个疗程，共3个疗程。每疗程：MTX5.0g/m^2，以1/6量（不超过500mg/次）作为突击量在30min内快速静脉滴注，余量于24h内均匀滴入。突击量MTX滴入后0.5~2h内，行三联鞘注1次。开始滴注MTX36h后，用CF解救，剂量为15mg/m^2，6h1次，首剂静脉注射，以后6h1次，口服或肌内注射，共6~8次。有条件者，检测血浆MTX浓度（<0.1μmol为无毒性浓度，不需CF解救），以调整CF应用的次数和剂量。HD-MTX治疗前、后3d需口服碳酸氢钠

1.0g，3次/d，并在治疗当天给5%碳酸氢钠溶液5mL/kg静滴，保持尿pH≥7。用HD-MTX当天及后3d需水化治疗4000mL/（m²·d）。在用HD-MTX同时，每晚顿服6-MP-50mg/m²，连用7d，HD-MTX+CF连续3个疗程后，每12周重复1个疗程，共6个疗程。如没有条件监测血浆MTX浓度，则建议用3.0g/m²的HD-MTX+CF。但应创造条件监测血浆MTX浓度，尽量争取做5.0g/m²的HD-MTX+CF，以提高高危ALL的远期疗效。

（3）颅脑放疗：原则上适用于4岁以上患儿。凡诊断时WBC计数≥100×10⁹/U的T-ALL，诊断时有CNSL，在完成HD-MTX+CF 4个疗程后，于CR后5～6个月后进行；因种种原因不宜做HD-MTX治疗者，也可做颅脑放疗。总剂量12Gy，分15次于3周内完成，同时鞘注1次/周。放疗第3周用VCR+DXM方案，VCR 15mg/m²，静注1次；DXM 8mg/（m²·d），于第1～7d口服。

4.晚期强化治疗

（1）VDLD方案：VCR、DNR均于第1d、8d用，剂量和用法同诱导治疗方案；L-ASP 6000～10000U/m²，于第1～15d隔日应用1次，共为8次；DXM 6mg/（m²·d），于第1～14d用，第3周减量至停药。休疗1～2周（待血象恢复，肝、肾功能无异常）后用VP16+Ara-C 3次（剂量与用法见下述）。

（2）VP-16或替尼泊苷（VM-6）+Ara-C方案：VP-16（或VM-6）200mg/m²，静脉滴注3h；Ara-C 300mg/m²，于第1、4、8d用，静脉滴注2h（每次均是VP-16在先，Ara-C在后）。

5.维持及加强治疗

（1）维持治疗：6-MP+MTX方案：6-MP 75mg/（m²·d），夜间睡前顿服，于第1～21d用；MTX 20mg/（m²·次），肌内注射，1次/周，连用3周。接着（VCR+DXM）应用1周，如此反复序贯用药，遇强化治疗时暂停。在6-MP+MTX用药3周末，使WBC计数保持3×10⁹/L左右，ANC（1.0～1.5）×10⁹/L。根据WBC、ANC计数和肝功能状况，调整6-MP和MTX剂量。

（2）加强治疗：COADex方案：自维持治疗起，每年第3、9个月各用1个疗程。CTX为600mg/m²，于第1d用；VCR 1.5mg/m²，第1d用；Ara-C 100mg/m²，分2次，12h 1次，皮下或肌内注射，于第1～5d用；DXM 6mg/（m²·d），于第1～7d用。

（3）强化治疗：维持治疗期间，每年第6个月用VDLD（用法同晚期强化治疗）。每年第12个月用VP16（或VM-15）+Ara-C 1个疗程（用法同前）。

（4）在连续3个疗程HD-MTX+CF后3个月重复进行HD-MTX+CF治疗，每3个月1个疗程，共3个疗程。此后，每8周三联鞘注1次，共22次。做过颅脑放疗者，不能再做HD、MTX+CF治疗，只能采用三联鞘注，每8周一次。

6.总疗程：女孩约2.5年，男孩约3.0年。

7.有t（9；22）/BCR-ABL融合基因t（4；11）/MLL-AF4融合基因者，完全缓解后在有条件的情况下做异基因造血干细胞移植。

（三）MR-ALL的化疗

1.诱导缓解治疗

同HR-ALL的VDLP方案，但L-ASP减为8次。

2.巩固治疗

CAM方案：CTX 1000 mg/m^2，于第1 d 快速静滴；Ara-C 1 g/（m^2·次），12 h 1次静滴，于第1~3 d用，共6次；6-MP 50 mg/（m^2·d），于第1~7 d晚间顿服。

3.髓外白血病的预防

三联鞘注及HD-MTX+CF方案同HR-ALL。HD-MTX+CF每3个月1个疗程，共2个疗程，完成HD-MTX+CF治疗共5个疗程后三联鞘注每8周一次，共20次。

4.早期强化治疗

（1）除了L-ASP减为6次外，其余同HR-ALL。

（2）DVL+中剂量阿糖胞苷（IDAra-C）方案：DXM 8 mg/（m^2·d），于第1~8 d口服，3次/d；VCR 1.5 mg/m^2（最大量2.0 mg/次），于第1 d 8 d静脉注射；L-ASP 6000~10000 U/m^2，于第4、5 d用，静滴3~4 h；Ara-C 1 g/（m^2·次），静滴3 h，12 h 1次，于第1~3 d用，共6次。8 d为1个疗程。

5.维持治疗及加强治疗

（1）维持治疗：6-MP+MTX及VCR+DXM序贯维持用药（用法及剂量同HR-ALL）。

（2）强化治疗：维持治疗期间每年强化1次，第1、3年末选用VDLD。第2年年末选用DVL+IDAra-C方案。

（3）HD-MTX+CF方案：同HR-ALL，但比HR-ALL减少1个疗程HD-MTX，共用5个疗程。

6.总疗程女孩约2.5年，男孩约3.0年。

（四）LR-ALL的化疗

1.诱导缓解治疗

同HR-ALL的VDLP方案，但DNR减为2次，于第8～9d用；L-ASP从第10d起用，并减为6次。

2.巩固治疗

CAM方案：CTX剂量为1000mg／m²，于第1d快速静滴；Ara-C 75mg／（m²·d），每天分2次，12h1次肌内注射，于第1～4d和第8～11d用；6-MP 50mg／（m²·d），于第1～14d晚间顿服。

3.髓外白血病的预防

三联鞘注在诱导治疗期间用4次。HD-MTX+CF疗法，剂量是3g／m²（与HR-ALL相比），总疗程减少2次，共4次。HD-MTX+CF后三联鞘注每8周一次，共18次。

4.早期强化治疗

（1）VDLD方案：VCR、DNR均于第1、8d用，剂量同前，L-ASP 6000～10000U／m²，第1～11d隔日用，共6次；DXM 6mg／（m²·d），第1～14d用，第3周减量至停药。

（2）DVL+IDAra-C方案：DXM 8mg／（m²·d），分3次口服，第1～8d应用；VCR 1.5mg／m²（最大量2.0mg／次），于第1、8d静推；L-ASP 10000U／m²，于第4、5d，静滴3～4h；Ara-C 1g／m²，12h1次，第1～3d共6次应用，静滴3h。8d为1个疗程。

5.维持及加强治疗

（1）维持治疗：6-MP+MTX方案：6-MP 75mg／（m²·d），于第1～21d夜间睡前顿服；MTX 20mg／（m²·次），肌注，1次／周，连用3周。接着VCR+DXM，如此反复序贯用药，遇强化治疗时暂停。在6-MP+MTX用药3周末，保持WBC计数3×10^9／L左右，ANC（1.0～1.5）×10^9／L。根据WBC、ANC计数和肝功能状况，调整6-MP和MTX剂量。

（2）强化治疗：CR 12个月时，用VDLD强化治疗1次（用法同前）。

6.总疗程，女孩2.0年，男孩2.5年。

（五）成熟B-ALL的化疗

按Ⅳ期B-NHL方案治疗。

（六）初诊时CNSL的治疗

在进行诱导化疗的同时,三联鞘注第1周三次,第2、3周各2次,第4周一次,共8次。一般在鞘注化疗2~3次后CSF常转阴。然后在完成早期强化治疗后(诱导、巩固、髓外白血病防治和早期强化后,第6个月)做颅脑放疗18 Gy。做完放疗后不能再做HD-MTX+CF治疗,但三联鞘注必须每8周一次,直至终止治疗。CR后发生CNSL复发的患儿,也可按这一方法治疗,但在完成三联鞘注第5次后,必须用VDL+DXM和VM-15+Ara-C各1个疗程做全身强化治疗,以免由CNSL引发骨髓复发,并继续完成总共8次的三联鞘注。颅脑放疗紧接全身强化治疗之后,三联灌注每8周一次,直至终止治疗。

(七)初诊时睾丸白血病(TL)的化疗

在确诊TL后,若是双侧TL,则做双侧睾丸放疗,总剂量为24~30 Gy;若是单侧TL,也可做双侧睾丸放疗(因为目前尚无做单侧睾丸放疗的方法),或病侧睾丸切除,另一侧做睾丸活检,若阳性则再做放疗。在做TL治疗的同时,继续进行巩固、髓外白血病防治和早期强化治疗。若CR后发生TL的患儿,先做上述TL的治疗,紧接着VDLD和HD-MTX+CF方案各1个疗程,做全身治疗,以免由TL引发骨髓复发。

(八)急性非淋巴细胞性白血病化疗

根据骨髓增生的状态分为增生型和非增生型。2型治疗应区别对待。

1.诱导缓解阶段

(1)增生型:即骨髓极度增生或显著增生,白细胞数增高明显的,应选用较为强烈的化疗方案。

①COAP方案或HOAP方案:COAP方案同ALL的巩固治疗。HOAP方案是以高三尖杉酯碱(HT)代替COAP中的环磷酰胺,高三尖杉酯碱,0.08~0.1 mg/(kg·d)静脉滴注7 d。

②AT方案:Ara-C 100 mg/(m^2·d)静脉滴注5 d,6-TG 100 mg/(m^2·d)口服5 d。休2 d后再用5 d为1个疗程(或称5-2-5方案)。

③DA方案:第1~3 d静脉滴注DNR,30~40 mg/(m^2·d);第1~7 d肌内注射或静脉注射Ara-C 150~200 mg/(m^2·d),分2次。

④DAE方案:在DA方案基础上加用VP-16,即第5~7 d静脉滴注VP-16,100~150 mg/(m^2·d)。

⑤大剂量Ara-C治疗:Ara-C 12 h 1次静脉滴注,1~2 g/(m^2·次),共6~10次。

治疗时补足水分。

（2）非增生型：骨髓增生程度属一般或低增生型，周围白细胞数不高的病例，可应用较为缓和的方案。

①OH方案：VCR 1~2mg/（m^2·次），静脉注射，2次/周。高三尖杉酯碱 0.08~0.1mg/（kg·d），静脉滴注，连用14 d。

②COH方案：在OH基础上加用安西他滨（CCY），5~8mg/（kg·次）静脉滴注，2次/周，连用2周。第3、10 d天静脉滴注VCR。第4~14 d静脉滴注高三尖酯杉碱，连用ll d。

（3）早幼粒细胞性白血病（M$_3$）

①全反式维A酸，按30mg/（m^2·d）的剂量口服，1~2个月可获缓解。疗效可达到80%以上，疗程2~3个月。在全反式维A酸应用1~2周后可加用上述诱导缓解方案。如白细胞＞25×10^9/L，可在全反式维A酸应用7 d后加用DA方案，DNR-20mg/（m^2·d）静脉滴注2 d，Ara-C 75mg/（m^2·d）肌内注射或静脉注射5 d。如白细胞＞50×10^9/L者可用羟基脲，1200mg/（m^2·d）应用3~5 d，待白细胞＜10×10^9/L停止化疗。

②三氧化二砷（AS$_2$O$_3$）：0.2~0.25mg/（kg·d），静脉滴注3~4 h，1次/d，28 d为1个疗程。间歇1周可再用。多数患儿经1个疗程可获缓解。

③小剂量Ara-C：小剂量Ara-C可诱导分解，剂量为10mg/（m^2·d）。完全缓解后再按急淋缓解后化疗方案进行治疗。

2.巩固治疗

一般应用该患者诱导缓解中有效的方案重复2~3个疗程，可与下列方案交替应用，根据病情，总共用4个疗程左右。

（1）HD-Ara-C+L-Asp方案：第1、2、8、9 d静脉滴注HD-Ara-C，1~2g/（m^2·次），12 h 1次，共8次，每4次Ara-C后42 h给L-Asp 6000 U/m^2，即第4、11 d静脉注射。

（2）VP-16+HD-Ara-C方案：先在第1~3 d静脉滴注VP-16，100mg/（m^2·d）。之后第4、5、6 d静脉滴注HD-Ara-C，1~2g/（m^2·次），12 h 1次，共6次。

（3）EA方案：第1~3 d静脉滴注VP-16，10mg/（m^2·d）。第1~7 d静脉滴注Ara-C，100~150mg/（m^2·d）。

（4）HA方案：高三尖杉酯碱，$0.08 \sim 0.1 mg /（kg \cdot d）$，静脉滴注，连续7d。Ara-C $150 \sim 200 mg /（m^2 \cdot d）$，分2次肌内注射或静脉注射，连续7 d 。完成巩固治疗后可停药观察，亦可进入下步维持治疗。

3.维持治疗

选用COAP、HA、EA、AT中4个方案，定期序贯治疗。第1年每月1个疗程，第2年每6~8周一个疗程，第3年每8~12周一个疗程，共3年终止治疗。M_3型的维持治疗可用全反式维A酸或AS_2O_3治疗与其他方案交替应用。

4.中枢神经系统白血病预防

三联鞘注的药物及剂量同ALL的三联鞘注。诱导缓解阶段每2周一次三联鞘注共4次，缓解后巩固治疗中第2、4、6疗程各三联鞘注1次，维持治疗期每3~6个月1次。M_4、M_5患儿在维持治疗时每3个月三联鞘注1次。

5.复发病例治疗

换用更强的诱导方案（如去甲柔红霉素、米拖恩琨、异环磷酰胺、美斯钠），也可用原有方案。

7.其他治疗

如有合适的供体可做骨髓移植、外周血造血干细胞移植或脐血造血干细胞移植。

（杨洪伟　曹建平）

第十一章　神经系统疾病

第一节　化脓性脑膜炎

【概述】

化脓性脑膜炎（purulent meningitis）简称化脑，是由各种化脓性细菌引起的以脑膜炎症为主的神经系统感染性疾病。临床以急性发热、惊厥、意识障碍、颅内压增高、脑膜刺激征阳性及脑脊液脓性改变为特征。常见的致病菌有脑膜炎球菌（即流脑），其他有肺炎链球菌和流感嗜血杆菌等，新生儿化脑的致病菌常为大肠杆菌。本病在任何年龄均可发病，但以5岁之内的小儿多见，1岁以内的婴儿是患病高峰。自使用抗生素以来其病死率已由50%～90%降至10%以下，但因致残率高，神经系统后遗症发生率占存活儿的1/3，婴儿患病后预后更差，因此仍是小儿严重感染性疾病之一。

【诊断】

1.典型临床表现为发热、头痛、呕吐，可有惊厥、昏迷。体检有颈抵抗，脑膜刺激征阳性。合并脑疝时呼吸不规则，突然出现意识障碍，瞳孔不等大。

2.年龄<3个月的婴儿或新生儿表现可不典型，体温可高、可低，甚至不升高；颅压增高不明显，可能仅有尖叫、凝视、前囟饱满、颅缝增宽；惊厥不典型仅见面部、肢体抽搐及局部或全身肌阵挛等；脑膜刺激征不明显。

3.部分患儿可有 Ⅱ、Ⅲ、Ⅵ、Ⅶ、Ⅷ脑神经受累表现或肢体瘫痪。如有颅内脓肿、硬膜下积液、脑积水、静脉窦栓塞等并发症，可有视神经盘水肿。

4.血象示白细胞明显增多，以中性粒细胞增高为主。严重者有时可不增多。

5.脑脊液压力增高，外观浑浊似"米汤样"。白细胞明显增多，$>500 \times 10^6 / L$，中性粒细胞占优势，潘氏试验阳性，蛋白质含量明显增高，葡萄糖减少。

6.脑脊液涂片或培养找到细菌，或免疫学检查有细菌抗原，或分子生物学检查发现细菌核酸时可确诊。

7.本病诊断需与病毒性脑膜炎、结核性脑膜炎、脑膜炎双球菌脑膜炎、Mollaret脑膜炎、隐球菌脑膜炎等疾病相鉴别。

【治疗】

1.抗生素治疗

（1）用药原则：①尽早采用抗生素静脉注射治疗。②选用可穿透血—脑屏障、脑脊液中浓度高的抗生素。③脑脊液细菌培养阳性时，根据药敏试验选用抗生素。④分次用药，以维持有效的药物浓度。⑤足量、足疗程。

（2）病原菌不明时的治疗：包括初次诊断病原不明的患儿，或院外治疗不规则者。应选用对肺炎链球菌、脑膜炎球菌和流感嗜血杆菌3种常见病原体有效的广谱抗生素。

①青霉素+氯霉素疗法：青霉素40万~80万U/（kg·d），分4次静脉快速滴入；氯霉素50~100mg/（kg·d），1次/d。疗程为2~3周。应用氯霉素应注意不良反应，如灰婴综合征和骨髓抑制。

②头孢菌素类：常用三代头孢菌素，如头孢曲松100mg/（kg·d），分2次静脉滴注，12 h 1次，疗程为2~3周。原则是全疗程抗生素剂量不减。或头孢噻肟200mg/kg，分2~3次静脉滴注，疗程同上。疗效不理想时可联合应用万古霉素40mg/（kg·d）静脉滴注。

（3）病原菌明确后抗生素治疗：病原菌明确后应根据药物敏感试验结果选用有效的抗生素治疗。

①肺炎链球菌：因现有半数以上的肺炎链球菌对青霉素耐药，故用药仍按病原未明时选药，仅在药物敏感试验提示青霉素敏感时应用青霉素,20万~40万U/（kg·d），或氨苄西林300mg/（kg·d），均分4次静脉滴注。

②流感嗜血杆菌：敏感者选用氨苄西林300mg/（kg·d），静脉滴注。耐药者可用第三代头孢菌素，用法同前。或氯霉素60~100mg/（kg·d），分次静脉滴注。

③大肠杆菌：可用氨苄西林、第三代头孢菌素，用法同前。或用庆大霉素5000~7000 U/（kg·d），或妥布霉素3~5mg（kg·d），或阿米卡星15mg/（kg·d），均分3次静脉滴注。也可用氯霉素，用法同前。

④金黄色葡萄球菌：苯唑西林或萘夫西林300mg/（kg·d），分4次静滴，或万古霉素60mg/kg，或利福平10~25mg/（kg·d）静脉滴注。

⑤链球菌：青霉素40万U/（kg·d），分4次静脉滴注。

（4）抗生素用药疗程：流感嗜血杆菌脑膜炎、肺炎链球菌脑膜炎静脉用药疗程为10～14d；脑膜炎球菌者为7 d，金黄色葡萄球菌、肠道革兰阴性杆菌及耐药的肺炎链球菌脑膜炎疗程宜在21 d以上。若有并发症，疗程适当延长。

（5）停药指征：用足疗程后症状消失退热1周以上，脑脊液细胞数$< 20 \times 10^6 / L$，且细胞分类正常，蛋白及糖量恢复正常。一般达到以上标准，少则8～10 d，多则1个月以上，平均2～3周。

2.糖皮质激素治疗

应用抗生素开始治疗的同时应用糖皮质激素可抑制炎性因子，减轻脑水肿和降颅压。常用地塞米松0.4～0.6mg／（kg·d），连用3～5 d。

3.其他治疗

（1）控制惊厥：频繁惊厥须控制，以免发生脑缺氧及呼吸衰竭。除用脱水药降低颅压，常规补钙外，对症治疗常采用地西泮、水合氯醛、副醛、苯巴比妥等药物。考虑有脑实质受损而致癫痫发作者，应按癫痫治疗。同时可给予维生素C、维生素B_1、维生素B_6、谷氨酸钠、γ-氨酪酸等药物保护脑细胞，促进其功能恢复。

（2）减低颅内压：早期应用脱水剂，20％甘露醇首剂0.5～1.0g／kg，以后0.25～0.5g／（kg·次），每6～8 h 1次，具体根据颅内压增高程度而定，但每次剂量不应增加。疗程5～7 d。

（3）抢救休克及DIC。

4.并发症治疗

（1）硬脑膜下积液：少量积液无需处理，大量积液有相应症状时应穿刺放液，放液量每次每侧不应超过15mL。部分患儿反复多次抽液后可逐渐缓解和治愈。个别迁延不愈者需外科手术引流。

（2）脑室管膜炎：行侧脑室穿刺引流，以缓解症状。同时选用有效安全的抗生素给予侧脑室内注入。

（3）脑积水：常见阻塞性或混合性脑积水，鞘内注射抗生素或糖皮质激素可能有效，严重时可行正中孔粘连松解、导水管扩张和脑脊液分流等手术。

（4）脑性低钠血症：确诊后可用3％盐水6mL／kg缓慢滴注，可提高血钠5mmol／L，若仍不能纠正，可再给3～6mL／kg。同时应限制入量，800～900mL／（m²·d），给液成分与一般维持液相同。由于大量应用钠盐，必然增加钾和钙离子的丢失，需注意补充。

第二节 病毒性脑炎和脑膜炎

【概述】

病毒性脑炎（viral encephalitis）和病毒性脑膜炎（viral meningitis）是指由病毒感染造成的颅内急性感染并引发一系列相关临床表现的疾病。由于病原体致病性能和宿主反应过程的差异，形成了不同的病变类型。若炎症过程主要在脑膜，临床表现为病毒性脑膜炎，若炎症累及大脑实质，则表现为病毒性脑炎。致病病毒种类很多，以肠道病毒多见，其他还有虫媒病毒、疱疹病毒、副黏液病毒等。本病夏、秋季多见，多在2—6岁儿童中发生。

【诊断】

1.具有脑炎的临床表现，轻者仅有头痛、呕吐表现而无阳性体征；重者可伴有发热、头痛、呕吐、惊厥、昏睡、昏迷等，脑膜刺激征阳性。

2.脑脊液外观清亮，压力正常或稍高，细胞数正常或稍高，一般不超过$200 \times 10^6 / L$，分类以淋巴细胞为主，蛋白质多正常或稍高，糖含量正常。脑脊液涂片、培养均无细菌发现。

3.脑电图有明显弥漫性慢波改变。

4.血清特异性病毒抗体IgM阳性或IgG恢复期时4倍增高。脑脊液中分离出病毒或检测到病毒特异性抗原或抗体，或检出病毒核酸。

5.本病诊断需与化脓性脑膜炎、结核性脑膜炎及颅内其他非病毒性感染、Reye综合征、猪囊虫病等疾病相鉴别。

【治疗】

1.一般治疗

注意休息，加强护理，充分供给营养，保持水电解质平衡，昏迷患儿可鼻饲或静脉营养，纠正酸碱代谢紊乱。保持呼吸道通畅，维持呼吸、循环功能；必要时气管插管、机械通气，并积极降低颅内压。不能排除细菌性脑膜炎时，应给予经验性抗生素治疗。

2.对症治疗

高热给予物理或药物降温；控制惊厥，发作时可予地西泮（安定）静脉推注$0.5 \sim 0.1 \, mg / （kg \cdot 次）$；维持量用苯巴比妥$5 \, mg / （kg \cdot d）$，$2 \sim 3$次$/ d$，疗程控制在

1周内；降颅压治疗同"化脓性脑膜炎"一节。恢复期可用神经营养药物，如脑活素、胞磷胆碱、弥可保、1，6–二磷酸果糖、ATP、辅酶A、维生素C、神经生长因子、神经节苷脂等。

3.抗病毒治疗

病毒性脑炎和病毒性脑膜炎常有自限性，不必特殊用药。

（1）利巴韦林：适用于肠道病毒所致的中枢神经系统感染者，剂量15mg／（kg·d），静脉滴注。

（2）阿昔洛韦：适用于单纯性疱疹病毒、水痘–带状疱疹病毒感染者，剂量30mg／（kg·d），分3次静脉输入，疗程为1～2周。该药输入过快时可对肾功能有损害，故每次滴入时间应控制在1h以上。对已有肾功能损害的患者需调整剂量，延长用药间隔时间。

（3）更昔洛韦：适用于单纯疱疹病毒、EB病毒感染者，剂量6～8mg／（kg·d），分2次静脉滴注，疗程2周。若为巨细胞病毒，更昔洛韦应加量为10mg／（kg·d），分2次静脉滴注，行诱导治疗。应用14d后改维持治疗，5mg／（kg·d），1次／d静脉滴注，连用6周。更昔洛韦可引起粒细胞减少或血小板减少，一旦发生需减少剂量，甚或停用。对有肾功能损害的患者，需要调整剂量。

（4）膦甲酸钠：适用于严重中枢神经系统巨细胞病毒感染者，初始剂量180mg／（kg·d），8h1次，连用14～21d后改维持治疗，剂量90mg／（kg·d），1次／d，连用6周。用药期间可出现肾损害，但停药后可恢复，另有15％的患儿可出现血清钙、镁、钾减少，应适当补充。

（5）其他药物：抗病毒药物还有干扰素或阿糖腺苷，剂量15mg／kg，静脉输入12h，或更长时间，疗程至少10d。病情严重的患儿还可同时应用免疫球蛋白，400mg／（kg·d）静脉滴注，连用3～5d。

4.辅助治疗

对恢复期患儿或有后遗症者，可进行康复治疗，及时进行主动或被动功能锻炼、针灸、按摩或高压氧治疗等。

第三节 癫 痫

【概述】

癫痫（epilepsy）是多种原因所致的大脑神经元反复发作性异常放电而引发的发作性、短暂性脑功能异常的脑部疾病。由于放电部位的不同，临床可表现为长期反复发作的意识障碍与抽搐，也可有感觉障碍、精神障碍或自主神经系统症状，发作间隔期患儿基本正常。癫痫可分特发性（原发性）、症状性（继发性）与隐源性三类。特发性癫痫与遗传有关，症状性癫痫由脑部病变所致，隐源性癫痫病因不明。小儿癫痫大多数在10岁前发病。多数癫痫发作为自限性，持续时间短，历时数十秒至数分钟；少数发作惊厥持续存在，称癫痫持续状态。长期、频繁或严重的癫痫发作会导致进一步脑损伤，甚至出现持久性神经精神障碍。

【诊断】

1.既往有无围产期脑损伤、新生儿惊厥或热性惊厥、中枢神经系统感染等病史。

2.家族中有无癫痫、偏头痛、睡眠障碍及其他神经系统疾病的病史。

3.反复发生的惊厥呈痫性发作。发作间隔期一般情况相对良好，每次惊厥发作情况（自主神经性发作无惊厥）大致相仿。觉醒、饥饿、困倦、睡眠等往往为诱发因素。根据临床表现、脑电图表现确定发作类型，如全身性强直.痉挛发作、婴儿痉挛症、失神发作、精神运动性发作、自主神经性发作（腹型癫痫、头痛癫痫、再发性呕吐）等。

4.脑电图有发作性的棘波或尖波、棘慢波或尖慢复合波、高幅波等。常规脑电图检查阳性率60%~70%，经各种诱发试验可提高至80%~90%。有条件时应做24 h动态脑电图检查。

5.除外各种中毒、感染、颅内占位、低血钙和其他生化代谢障碍引起的惊厥发作。

6.儿童难治性癫痫诊断要点对于已正确诊断的癫痫患儿，应用正规的抗癫痫药物（2种以上），合理治疗6个月到1年，发作仍未能减少50%者可诊断。

【治疗】

1.一般治疗

合理安排正常的生活和学习，在发作得到完全控制或明显减少的情况下允许入学，参加一般活动，但应注意休息，避免过度劳累。禁止攀高，不应与周围人隔离，在他人的陪同下可以游泳。

2.去除病因和诱因

对各种类型的癫痫尽量寻找病因，尤其继发性癫痫，进行对因治疗，如苯丙酮尿症可给予低苯丙氨酸饮食治疗；吡哆醇依赖症则补充维生素B_6；代谢异常给予相应代谢纠正；脑畸形、瘢痕、肿瘤、囊肿等致痫病灶行手术切除。

3.药物治疗

药物治疗是控制癫痫发作的重要方法，要掌握好治疗时机。用药治疗目的是完全控制发作，同时又要避免药物的不良反应。

（1）药物治疗原则

1）用药时间：有复发或反复发作，或有复发危险性者，考虑开始应用抗癫痫药治疗。

2）单一用药：治疗开始选择单一用药，只要选药合理、用量得当、规律用药，60%～75%患儿仅靠单一用药即可获得满意控制，若规律治疗后发作不能控制时可考虑联合用药。

3）剂量个体化：因存在遗传和环境因素，每一种药物的吸收、分布、代谢、排泄等药代动力学都有明显的年龄差异和个体差异。一般先按常规剂量服用，达稳态后判断疗效。若效果不佳，逐渐增加药量，直到有效控制临床发作，或达到有效血浓度的上限，或患者不能耐受为止。尽可能用最小的剂量控制发作。只有在紧急情况下才考虑使用负荷量。

4）简化服药次数：每日剂量应视药物的半衰期和临床发作情况选择给药间隔。

5）调整治疗方案：在长期治疗中，根据病情调整治疗方案是不可避免的。若需联合用药，每种新添药物均应从小剂量开始，逐渐加量至有效剂量，然后再逐渐减停原有的抗癫痫药，两药交替间应有2～4周过渡期。任何一种药物在未达稳态有效血浓度之前不能判定其无效，不能频繁更换药物。

6）长期规律用药：长期定时、定量服用抗癫痫药，维持有效血浓度；不规律服药可降低疗效或加重发作。癫痫发作完全控制后，仍需继续服用维持量2～4年，然后逐渐停药。具体疗程可根据患儿特点、发作严重程度、发作类型等加以调整。如复杂部分性发作，发作控制后再服药4年，甚至需连续服药至成年期；失神发作疗程可以短些。

7）停药要慢：突然停用抗癫痫药物常可引起严重的发作加快或癫痫持续状态，故应慎重、逐渐地减药、停药。一般可在6～12个月内逐渐将药量减完。联合用药者，在减量时应先减毒性较大的药。

8）定期随访：做好完整的药理记录；调整剂量时可每1～4周随访1次，稳定后3～6个月随访1次。定期检查神经系统、血液学、生化学指标。

9）复发重治：癫痫停药后有36％存在复发的可能性，复发与发作类型、基础病因、年龄、癫痫家族史、停药前EEG中癫痫样波、高热惊厥家族史、有无智力低下等危险因素有关。停药后或减药期间复发者，应重新开始治疗。

（2）药物的选择

1）换药指征：遇下列情况时，可考虑换药治疗，换药时原用药物需逐步减量至停用，防止诱发癫痫持续状态。

①如一种抗癫痫药物剂量已达到有效药物血浓度高值，但仍不能控制发作时，可换药。

②如临床已出现药物不良反应而仍不能控制发作时，可换药。

③如一种抗癫痫药有效并已达到有效血浓度，但不能完全控制发作，可换药也可加第二种抗癫痫药。

2）停药条件：癫痫完全控制3年以上，脑电图正常超过2次。但青春期前抗癫痫治疗宜继续到青春期后；脑部有器质性疾病或脑电图有进展趋向者不能停药。

另外，促肾上腺皮质激素（ACTH）和肾上腺皮质激素（ACH）本身不是抗癫痫药物，主要用于婴儿痉挛症。

4.癫痫持续状态的治疗

（1）治疗原则

尽快控制惊厥发作，维持重要脏器功能，积极寻找病因、对因治疗，发作后长期应用抗癫痫药。

（2）治疗方案

1）镇静

①地西泮（安定）：首选用药，剂量0.3～0.5 mg/（kg·次），最大剂量不超过10 mg，对本药的反应个体差异很大。也可用"年龄＋1"简化法计算剂量，例如2岁可用3 mg，4岁

可用5mg。幼儿1次不可超过5mg，5—10岁小儿1次可用5~10mg。静脉注入的速度要慢，约1mg/min，一般5min内生效；必要时15~20min后重复给药1次。用药中应监测呼吸、心率、血压等变化。不良反应有注射局部刺激、肌张力过低、气管分泌增多，偶见呼吸暂停，特别已用过苯巴比妥者。当静脉液路难以建立时还可应用地西泮灌肠，0.5mg/（kg·次）于6min内达高峰浓度，但吸收量不易预测和掌握。

②氯硝西泮：本药为广谱的抗癫痫药，对惊厥性或非惊厥性癫痫持续状态均有较好疗效。剂量0.02~0.06mg/（kg·次），缓慢静脉注射，速度不应超过0.05~0.1mg/min。不良反应有肌张力低下、嗜睡等，偶有血压下降的可能，故应注意呼吸和循环情况，有心血管疾病及重症肌无力者忌用。

③苯妥英钠：地西泮无效时应用。首次用负荷量15~20mg/kg，生理盐水稀释后静脉注射，注射速度不超过1mg/（kg·min），有效后可改用维持量5mg/（kg·d）。若出现低血压、心动过速症状应减慢用药速度，必要时停药。

④苯巴比妥钠：因起效较慢、半衰期较长，常在地西泮控制发作后作为长效药应用。最常用于伴高热的惊厥状态和新生儿惊厥持续状态。剂量5~10mg/（kg·次），肌内注射。也可用负荷量，首剂量15~20mg/kg，静脉注射，速度不超过25mg/（kg·min）；有时新生儿可用较大突击量20~25mg/kg。主要不良反应是呼吸抑制，故用前应先做好人工呼吸和气管插管准备。

⑤副醛：上述药物无效时选用5%副醛剂量0.1~0.2mL/kg肌内注射，不超过5mL/次，约30min起效；也可将副醛用温盐水稀释成10%溶液，0.3~0.4mL/（kg·次），最大剂量8mL，用花生油按2:1的比例混合，在直肠内保留20~30min，可于2h内起作用；还可按0.15mg/kg的剂量，用盐水稀释成0.2%溶液缓慢静脉注射，生效后即停用。每次用前新鲜配制，用玻璃管或橡胶管（避免用塑料管）。因肌注会发生组织损伤，静脉输注可出现肺水肿等不良反应，故用药应慎重。

⑥对顽固性发作而经以上药物治疗无效者：可试用基础麻醉剂。用时应监测生命体征和脑电图，做好气管插管和呼吸机准备，并在麻醉专科医师指导下应用。常用药为硫喷妥钠，一般采用静脉注射，初始剂量4~5mg/kg，缓慢注射，8~10s即可起效，然后以2.5%的溶液静脉滴注，速度为2mg/min。最低有效量为4mg/kg，中度有效量为6mg/kg，最大有效量为8mg/kg，极量不超过10mg/kg。因其有中枢性呼吸麻痹的不良反应，故使用应慎重。

2）维持重要脏器功能、预防并发症：及时清除呼吸道的分泌物，严重呼吸困难时行气管插管，呼吸机辅助呼吸。高热者用药物和物理方法退热，脑水肿者静脉注射20%甘露醇降颅高压。充分补充液体，昏迷者输液量为1000～1200mL／（m²·d）。

3）对因治疗：同癫痫对因治疗。

4）预防癫痫复发：在惊厥被完全控制以后，应根据临床诊断及时开始或恢复正规的抗癫痫药物治疗（可参考上述药物治疗）。

5. 难治性癫痫的治疗

有20%～25%的患儿因对各种抗癫痫药治疗均无效而被称为难治性癫痫。对局灶性发作起源的难治性癫痫可考虑手术治疗。手术方式有颞叶病灶切除术、病变半球切除术及不切除癫痫病灶的替代手术（胼胝体切断术、软脑膜下皮质横切术）。

第四节　瑞氏综合征

【概述】

瑞氏综合征（Reys syndrome，RS）又称脑病合并内脏脂肪变性，是急性进行性脑病。病理特点为急性弥漫性脑水肿和肝、肾、胰、心肌等脏器因线粒体功能障碍所导致的脂肪变性。临床表现为在前驱病毒感染后出现呕吐、意识障碍和惊厥等脑性症状、肝功能异常和代谢紊乱等。多数患儿年龄在4—12岁，6岁为发病高峰。农村较城市多见。其病因尚不完全清楚，90%与上呼吸道感染有关。

【诊断】

1. 前驱病毒感染后出现急性进行性脑症状，如反复呕吐、嗜睡、意识障碍、惊厥和昏迷。

2. 肝脏轻至中度增大，肝功能异常，无黄疸。脑脊液检查除压力高处其余正常。

3. 血生化检查可见：①转氨酶增高，血清胆红素基本正常。②乳酸增高。③肌酸激酶增高。④凝血酶原时间延长。⑤低血糖（年幼儿多见）。⑥血氨升高。

4. 脑电图有弥漫性慢波。肝脏活检有特异性微小囊性脂肪浸润。

5. 本病需与中枢神经系统感染性疾病、中毒性脑病、遗传代谢性疾病、药物中毒等疾病相鉴别。

6.分期诊断要点

（1）I期：较安静，有呕吐、嗜睡、淡漠，肝功能异常。

（2）Ⅱ期：意识模糊，谵妄，不安，呼吸深快，腱反射亢进，肝功能不全。

（3）Ⅲ期：浅昏迷，抽搐，去皮质强直，瞳孔对光反射存在，过度换气，肝功能不全，脑电图异常。

（4）Ⅳ期：昏迷加深，惊厥，去大脑强直，瞳孔散大，对光反射消失，呼吸不整，视盘水肿。

（5）V期：深昏迷，全身肌张力消失，呼吸抑制，瞳孔散大、固定，腱反射消失，心率变慢，血压降低，脑电图等电位。

【治疗】

1.一般治疗

加强护理，给予合理营养及水电解质供给，监测血气和电解质变化，避免使用水杨酸或酚噻嗪类药物。

2.纠正代谢紊乱

（1）低血糖治疗：因本病常有糖原的缺乏，故应积极纠正低血糖。可先输入10%的葡萄糖溶液，血糖较低时可先静脉推注50%葡萄糖溶液，然后静脉滴注10%葡萄糖溶液。当血糖达到稍高于正常水平时，可加用胰岛素以减少游离脂肪酸。

（2）维持水电解质及酸碱平衡，积极纠正代谢性酸中毒和呼吸性碱中毒。注意防止低血钙症。

3.脑水肿治疗

20%甘露醇，$0.5 \sim 1.0 \, mg/（kg \cdot 次）$，开始每 $4 \sim 6 \, h$ 1次，之后逐渐延长用药时间，疗程 $5 \sim 7 \, d$。同时应用地塞米松、呋塞米，与甘露醇交替静脉推注。限制液体容量，但也要防止低血容量休克，维持正常血压，以保证脑内灌注压在 $50 \, mmHg$ 以上。监测血气，保持呼吸道通畅，防止低氧血症和高碳酸血症，以避免加重脑水肿。其他降低颅内压的方法如过度通气治疗，$PaCO_2$ 降低到 $35 \, mmHg$ 左右，使脑血管收缩，脑容量减小。

4.其他治疗

高氨血症，可静脉滴注精氨酸，口服乳果糖。肝功能异常，可应用保肝降酶药物。抽搐时应用止痉药物，还应注意呼吸抑制不良反应。严重病例可试用腹膜透析、血液透析或换血疗法。恢复期应用脑活素、胞磷胆碱等促进脑细胞代谢，减少后遗症。

第五节 脑性瘫痪

【概述】

脑性瘫痪（cerebral palsy）简称脑瘫，是出生前至出生后1个月内由于各种原因引起的非进行性脑损伤而导致的中枢性运动障碍和姿势异常的疾病。常见病因有母亲妊娠异常、胎儿异常、出生时新生儿异常、出生后新生儿疾病等。本病多见于早产儿与低出生体重儿。脑瘫的临床表现可分为痉挛型、手足徐动型、共济失调型、强直型、震颤型、肌张力低下型和混合型。早诊断、早治疗是改善预后的重要手段。2004年在昆明，全国小儿脑性瘫痪专题研讨会讨论通过了《小儿脑性瘫痪的定义、诊断条件及分型》。

【诊断】

1.临床表现：有自主运动功能障碍，可表现为痉挛性瘫痪，肌张力增高，腱反射亢进，踝阵挛和巴宾斯基征阳性，足部马蹄状内翻，足尖着地。托起患儿时双下肢可呈"剪刀状"交叉。或表现为手足徐动、共济失调、肌张力低下、四肢震颤。可伴智力低下、视觉障碍、听力障碍、癫痫、语言障碍和精神行为异常。

2.诊断条件：①引起脑性瘫痪（简称脑瘫）的脑损伤为非进行性。②引起运动障碍的病变部位在脑部。③症状在婴儿期出现。④有时合并智力障碍、癫痫、感知觉障碍及其他异常。⑤除外进行性疾病所致的中枢性运动障碍及正常小儿暂时性的运动发育迟缓。

3.临床分型：①痉挛型（spastic）：以锥体系受损为主。②不随意运动型（dyskinetic）：以锥体外系受损为主，不随意运动增多，表现为手足徐动（athetosis）、舞蹈样动作（choreio）、肌张力不全（dystonia）、震颤（tremor）等。③共济失调型（ataxic）：以小脑受损为主。④肌张力低下型（hypotonia）：往往是其他类型的过渡形式。⑤混合型（mixed）。

4.按瘫痪部位（指痉挛型）可分为以下几种情况：①单瘫：单个肢体受累。②双瘫：四肢受累，上肢轻，下肢重。③三肢瘫：3个肢体受累。④偏瘫：半侧肢体受累。⑤四肢瘫：四肢受累，上、下肢受累程度相似。

5.本病需与遗传代谢性疾病、舞蹈病、婴儿型脊髓性肌萎缩和进行肌营养不良等导致的瘫痪相鉴别。

【治疗】

1.一般治疗

保证营养供给，给高热量、高蛋白及富有维生素、易消化的食物。对行动不便患儿的生活和饮食要进行管理，防止营养不良及压疮的发生。加强心理治疗，积极鼓励患儿，配合锻炼和治疗，防止自卑心理。

2.物理治疗

（1）物理治疗的内容：主要通过制订治疗性训练方案来实施，常用的技术包括：软组织牵拉、抗异常模式的体位性治疗、调整肌张力技术、功能性运动强化训练、肌力和耐力训练、平衡和协调控制、物理因子辅助治疗等。

（2）物理治疗的原则：①根据运动的特异性原则，功能性治疗应采用任务导向性训练。②遵循运动技能学习过程的特点进行训练。③从多系统角度分析和解决问题。④针对异常表现进行个体化训练，治疗越具针对性，效果就越显著。⑤以难易恰当的主动运动为主。⑥反复强化训练。⑦肌张力调整的同时注意必要的肌力训练和体能训练。⑧指导家长参与，对脑瘫患儿家长进行教育指导是治疗中不可忽视的重要部分，家长的积极配合不仅有助于为患儿营造科学而健康的环境，还有助于增加训练量，提高疗效。

（3）治疗方法

①作业治疗：作业治疗是将治疗内容设计为作业活动，患儿通过完成这些有目的性作业活动，达到治疗目的。其治疗原理与物理治疗基本相同。其内容包括手的精细功能训练、日常生活能力训练、支具和辅助工具的制作及生活环境设施的改造等。

②支具或矫形器的应用：在物理治疗和作业治疗中常配合使用支具或矫形器，以达到限制关节异常活动、提高稳定性、协助控制肌痉挛、保持肌肉长度、预防畸形、辅助改善运动功能等目的。矫形器的应用关键在于根据患儿的个体情况选择最佳佩戴时期和类型。

③语言治疗：语言治疗由医师和语言治疗师评定后，根据不同言语障碍类型进行

个体化治疗。在脑瘫患儿中常见的语言障碍类型为构音障碍，由发音器官运动失调引起，常合并吞咽、咀嚼功能障碍，需进行面部、口周、舌肌、软腭等运动控制训练，全身肌张力的控制有助于改善发音器官的痉挛，因此，语言治疗时患儿应采取抗痉挛体位，全身放松。

④心理行为治疗：脑瘫患儿常见的心理行为问题有自闭、多动等症状。健康的家庭环境、增加与同龄儿交往、尽早进行心理行为干预是防治的关键。

3.药物治疗

常用的药物有脑神经营养药、肌肉松弛剂等。药物治疗只有在必要时才使用，不能替代功能性训练。

（1）巴氯芬：属于一种抗痉挛药，对于全身多处痉挛的患儿，可采用口服该药治疗。近年来还发现，巴氯芬也可通过植入泵进行鞘内给药，对肌张力广泛升高并干扰了功能的患者非常有效，且不良反应小，比口服巴氯芬更加安全高效。

（2）A型肉毒毒素（BTX-A）：肌内注射该药是一种安全有效治疗脑瘫痉挛的方法，它主要通过抑制神经肌肉接头乙酰胆碱的释放，产生肌肉麻痹效应，以治疗肌肉痉挛。

BTX-A治疗痉挛性脑瘫的适应证包括：①肌张力异常增高，痉挛肌动态短缩，严重影响功能。②以后可能出现关节固定挛缩。③降低3~4块大肌肉的张力即可改善功能，或达到其他治疗目的，如缓解因痉挛引起的疼痛、易于护理及维持竖立体位等。④降低肌张力有助于提高其他治疗的效果，如作为今后矫形手术的选择依据，并预计手术效果。⑤患儿具有选择性运动控制能力，一般不用于徐动型脑瘫患儿，除非合并较局限的肌肉痉挛或痉挛引起的疼痛。⑥最佳年龄为1—5岁。

一般在注射后几天显效，可维持3~8个月，此时应及时开展个体化的综合性治疗，如功能性肌力训练、软组织牵拉、佩戴支具等，充分利用肌张力降低带来的康复机遇。注射后4~6个月痉挛会再度升高，但无论从痉挛程度还是运动能力均不会回到注射前水平，必要时可再次注射。BTX-A治疗成功的关键在于患儿的选择和治疗目标的确定。

（3）盐酸乙哌立松（妙纳）：属于一种肌肉松弛剂，适用于痉挛型患儿，可改善肌张力的亢进。剂量为2~3mg/（kg·d），分3次口服。

（4）丹曲洛林（Dantrolene）：是苯妥英钠的一种衍生物，开始2mg/（kg·d），分

2次口服，逐步加量直至肌张力亢进获得改善后停药。总剂量不超过400mg／d。

（5）巴氯芬（Baclofen）是一种 γ 氨基丁酸受体的激动剂，开始5mg／d，分3次口服，逐渐增加剂量，最大不超过60mg／d。

（6）其他药物：对手足徐动型患儿，可用小剂量苯海索。癫痫发作者应按癫痫发作的类型选用有效的抗癫痫药物治疗。

4.其他治疗

如高压氧舱、水疗、电疗、手术等。

第六节　吉兰－巴雷综合征

【概述】

吉兰－巴雷综合征（Guillain-Barre syndrome，GBS）即急性炎症性脱髓鞘性多发性神经病（acute inflammatory demyelinating polyueropathy，AIDP），是一种儿童常见的急性周围神经病，常由空肠弯曲菌或其他病毒感染引发，但具体病因未明。主要病理变化为免疫功能紊乱而导致的神经根脱髓鞘病变。当小儿麻痹在我国被消灭以后，本病逐渐成为引起儿童弛缓性麻痹的主要疾病之一；主要表现为四肢渐进性、对称性、弛缓性麻痹瘫痪并伴有不同程度的感觉障碍及脑神经麻痹，重症患儿可出现呼吸肌麻痹。本病夏、秋季多见，好发于10岁以内的儿童，以4—6岁儿童多见。可有自限性，预后良好。

【诊断】

1.发病前1~3周内有上呼吸道感染、肠道感染、不明原因发热、水痘、腮腺炎、疟疾、手术、外伤或淋雨受凉等病史。

2.急性发病，不发热，可见上行性、对称性、弛缓性麻痹，少数为下行性麻痹，腱反射减低或消失。

3.患儿意识清楚，四肢有麻木或酸痛等异常主观感觉，或呈手套、袜套样感觉障碍，一般较运动障碍轻。

4.可伴有运动性颅神经障碍，常见面神经、舌咽神经、迷走神经受累。

5.病情严重者常有呼吸肌麻痹。

6.脑脊液细胞数正常，但蛋白含量随病程逐渐增高，呈蛋白细胞分离现象，糖正常，涂片查细菌可见细菌培养阴性。

7.血清抗空肠弯曲菌GM抗体阳性和抗GM（单涎酸四己糖酰神经节苷脂）IgG抗体增高。

8.肌电图检查有运动神经传导速度减慢和肌肉动作电位下降或升高。

9.分型诊断要点

（1）轻型：可独立行走，四肢肌力大于Ⅲ度。

（2）中型：不能独立行走，四肢肌力为I～Ⅲ度。

（3）重型：有脑神经麻痹，四肢肌力为0度。I～Ⅱ度呼吸肌麻痹，不需气管切开、人工呼吸。

（4）极重型：Ⅲ度呼吸肌麻痹，须气管切开进行人工呼吸；或在发病2 d内四肢瘫痪，不能吞咽；或2d内发生Ⅱ度呼吸肌麻痹；或有循环衰竭、心搏骤停。

（5）再发型：病愈后间隔数月至数年复发，可多次再发。复发往往比首发重，但进展慢，恢复不完全。

（6）慢性型：缓慢发病，持续数月至数年，脑神经受累少，四肢肌萎缩，脑脊液蛋白持续增高。

【治疗】

1.一般治疗

保持呼吸道通畅，瘫痪者应定期翻身、拍背、吸痰，对痰液黏稠性气管切开者可向气管内注入生理盐水10～20mL稀释痰液，防止坠积性肺炎或压疮；保障足量水分、热量和电解质供应；吞咽困难者用鼻饲，以防吸入性肺炎；尽早对瘫痪肌群康复训练，保持肢体功能位，防止肌肉萎缩，促进恢复。应用抗生素防治感染。

2.免疫调节剂治疗

（1）大剂量丙种球蛋白：丙种球蛋白可缩短病程，并可抑制急性期患者病情进展，应尽早使用。400mg/（kg·d），静脉滴注，连用5d。绝大多数患儿于数日至数周内康复，部分患儿易复发，重复以上疗程仍有效，以后每2～4周单剂免疫球蛋白静脉滴注1次。不良反应有药物疹、药物热等。

（2）胸腺素：轻者3～6mg，重者6～10mg，静脉滴注1次。1～2周后改为肌内注射，3～6mg/次，每日或隔日1次，1个月内停药。应用前需做皮试。

3.血浆置换疗法

可清除血浆中髓鞘性抗体、抗原—抗体复合物、炎症化学介质及补体等。早期使用可缩短病程，减少并发症。由于需专用设备且价格昂贵，仅用于重症患者。每次更换血浆量40～55mL/kg，1次/d，连续4d，以后次数视病情而定。

4.糖皮质激素治疗

大剂量甲泼尼龙20mg/（kg·d），静脉滴注，连用3～5d，后改泼尼松1mg/（kg·d）口服，病情好转后逐渐减量。也可用氢化可的松5～10mg/（kg·d），或地塞米松0.2～0.4mg/（kg·d），连用1～2周，后改泼尼松口服，剂量同上。轻者也可应用泼尼松2mg/（kg·d）口服，3～4周后减量停药。

5.呼吸肌麻痹治疗

当出现呼吸肌麻痹时可行气管插管或气管切开，给予呼吸机辅助呼吸治疗。

（1）适应证：①Ⅲ度呼吸肌麻痹者。②Ⅱ度呼吸肌麻痹伴Ⅸ、Ⅹ颅神经麻痹致咽喉分泌物堆积者。③Ⅱ度呼吸肌麻痹伴肺炎、肺不张者。④暴发型，发病在24～48h内呼吸肌麻痹进入Ⅱ度呼吸肌麻痹者。

（2）人工呼吸机应用：气管插管或切开后应用人工呼吸器。一般采用间歇正压呼吸，气道压力无肺部炎症者及10～15cmH_2O，有肺炎、肺不张者，压力<30cmH_2O。随着病情好转，平静呼吸时矛盾呼吸基本消失，肺部症状基本改善，可逐渐停用人工呼吸机。

（3）拔管适应证：患者有能力将痰液咳出，呼吸肌明显恢复，深吸气时无矛盾呼吸，肺部无并发症。吞咽功能恢复，血气正常。观察1～2d后无异常者可考虑拔管。

6.自主神经功能障碍治疗

目前无特效治疗方法。持续高血压者可口服普萘洛尔，或小剂量苯巴比妥，或阿替洛尔1～2mg/（kg·d）口服。心律失常时，若为室上性心律失常可应用毛花苷C，若为室性心律失常时可用利多卡因。

7.营养神经药物

恢复期可应用神经生长因子、胞磷胆碱、弥可保、1，6-二磷酸果糖、辅酶Q_{10}维生素B_1、B_6、B_{12}及ATP等药物，促进恢复病变神经功能。

8.康复治疗

恢复期治疗应进行肢体功能锻炼和针灸治疗，及时进行主动或被动功能锻炼，力争将后遗症减低到最低程度，尽可能完全恢复病变神经功能。

（宋　站　冯相宇）

第十二章　内分泌系统疾病

第一节　生长激素缺乏症

【概述】

生长激素缺乏症（growth hormone deficiency，GHD）是垂体前叶合成和分泌的生长激素部分或完全缺乏，或由于结构异常、受体缺陷等导致小儿生长缓慢，使其身高低于同年龄、同性别和同地区正常健康儿童平均身高2个标准差的内分泌疾病。生长激素缺乏症分为3类：①特发性（原发性）：这类患儿下丘脑、垂体无明显病灶，但生长激素分泌功能不足，其原因不明。5%左右患儿为遗传性生长激素缺乏症，其中1型为常染色体隐性遗传，Ⅱ型为常染色体显性遗传，Ⅲ型为X连锁遗传，Laron综合征为缺乏生长激素受体或受体后缺陷，血清生长激素水平正常，血胰岛素样生长因子降低。②获得性（继发性）：由于产伤、新生儿窒息、颅内肿瘤、颅内感染、放射性损伤、创伤等引起的生长激素合成或分泌障碍。③暂时性：体质性青春期生长延迟、社会心理性生长抑制或原发性甲状腺功能减退等所导致暂时性生长激素分泌功能低下。

【诊断】

1.身材矮小，体格匀称；身长增长速率3岁以内<7cm/年，3—12岁<4cm/年，12岁以上<5.5cm/年，身长低于同年龄、同性别、同地区正常小儿平均身高的2个标准差（–2SD），或在生长曲线第三百分位以下。

2.X线检查骨化中心出现延迟，骨龄较实际年龄落后2年以上。

3.药物生长激素刺激试验异常，包括：①可乐定试验。②左旋多巴试验。③胰岛素低血糖试验。④精氨酸试验。当生长激素峰值<5g/L为生长激素完全缺乏，5~10g/L为部分缺乏；≥10g/L为正常。至少需做2种药物刺激试验，2个试验结果均<5g/L才能确诊为生长激素缺乏症。胰岛素样生长因子–1（IGF–1）及胰岛素样生长因子结合蛋白（IGFBP）可降低。

4.智能正常,与年龄相称。

5.排除其他疾病的影响。本病需与体质性青春期生长延迟、家族性矮小症、宫内发育迟缓、社会心理性生长抑制、21-三体综合征、甲状腺功能减低症等疾病相鉴别。

【治疗】

1.一般治疗

对获得性生长激素缺乏症给予病因治疗,并给予对症处理。

2.生长激素替代疗法

应用重组人生长激素(rhG),0.1U/(kg·d),于临睡前1h皮下注射,6次/周。治疗至骨骺完全融合为止。治疗年龄越早,效果越好,用药第一年,年增长可达10cm以上,之后生长速度逐渐下降。不良反应有注射局部红肿、甲状腺素缺乏,少数会产生抗体,但对治疗无影响,暂时性视盘水肿及颅内高压较少见。有恶性肿瘤或有潜在肿瘤恶变者、严重糖尿病患儿禁用。

3.促生长激素释放激素

用于下丘脑功能缺陷、GHRH释放不足的患者,对垂体性生长激素缺乏者无效。剂量为8～30g/(kg·d),分早晚皮下各注射1次,或应用皮下微泵24h持续注射,疗程3个月。

4.性激素

对伴有性激素不足如小阴茎患儿、体质性青春期生长延迟患儿,骨龄落后于实际年龄3岁以上时使用。女孩在13岁,男孩在14岁,或骨龄达12岁时可短时期应用性激素3～4个月,促使第二性征发育。男孩用长效庚酸睾酮,25mg/次肌内注射,1次/月,每3个月增加25mg,直至用到100mg为止。女孩用炔雌醇,1～2g/d口服,或妊马雌酮,自0.3mg/d起酌情增加剂量。用药时应监测骨龄,以防骨龄过快成熟而有损最终身高。

5.其他激素

同化激素可促进生长,但有加速骨髓融合的作用,只有在骨龄落后于实际年龄3岁以上时使用。苯丙酸诺龙,剂量0.5mg/(kg·次),肌内注射,每2周一次,注射10次为1个疗程,然后停药6个月,复查骨龄。或用氟羟甲睾酮,2.5mg/(m²·d),有甲状腺功能减低症者用甲状腺素治疗。

第二节 中枢性尿崩症

【概述】

尿崩症（diabetes insipidus）是由于下丘脑及垂体分泌的抗利尿激素（antidiuretic hormone，ADH）或精氨酸加压素（arginine vasopressin，AVP）不足，或肾脏对ADH不反应而造成患儿完全或部分丧失尿液浓缩功能，最终导致以多饮、多尿和排除稀释性尿液为特征的内分泌性疾病。尿崩症分为中枢性尿崩症与肾性尿崩症，肾性尿崩症由肾脏疾病引起。本节所述因ADH不足导致的尿崩症为中枢性尿崩症，中枢性尿崩症按病因可分为三类：①特发性尿崩症，因下丘脑视上核及室旁核有退行性病变或发育不全所致。②遗传性（家族性）尿崩症，常染色体隐性或性连锁遗传。③继发性（器质性）尿崩症，继发于颅内的肿瘤、外伤、手术、感染、血管栓塞等，白血病、朗格汉斯细胞组织细胞增生症、新生儿缺氧缺血性脑病均可引起尿崩症。肾性尿崩症分为两类：①先天性，X连锁遗传。②后天性，继发于肾脏疾病。

【诊断】

1.多尿、多饮，饮水量可达$300 \sim 400\,mL / (kg \cdot d)$，尿量$>2L / m^2$。

2.尿渗透压$<200\,mmol / L$或尿比重≤ 1.005，血浆渗透压$>300\,mmol / L$或血钠$>140\,mmol / L$。

3.禁水加压素试验中，如尿渗透压$>600\,mmol / L$，则可排除尿崩症，为精神性多饮；如血钠增高$>140\,mmol / L$，血浆渗透压增高$>300\,mmol / L$，尿渗透压$<300\,mmol / L$，尿比重≤ 1.010，尿渗透压/血浆渗透压之比值<1，可诊断为尿崩症；如尿渗透压为$300 \sim 600\,mmol / L$，尿渗透压/血浆渗透压之比值>1，与加压素试验结果相符合后，为部分性中枢性尿崩症。注射垂体后叶素后，尿渗透压较注射前增高$>50\%$为完全性中枢性尿崩症；在$9\% \sim 50\%$为部分性中枢性尿崩症。尿渗透压变化或较注射前增高$<9\%$为肾性尿崩症。

4.中枢性尿崩症血浆AVP测定降低，肾性尿崩症血浆AVP测定升高。

5.头颅X线、CT或MRI检查排除颅内肿瘤。

6.本病需与糖尿病、肾小管酸中毒等高渗性利尿、精神性多饮、多尿、高钙血症、低钾血症等疾病相鉴别。

【治疗】

1.一般治疗

充分供给水量，以防止因脱水引起的并发症，并积极寻找和及早治疗原发病。

2.精氨酸加压素

即加压素，为混悬液，用前应加温摇匀，剂量0.1~0.3mL/次，深部肌内注射，维持3~7d，一般待患儿多尿症状复现时才再次给药。可根据疗效调整用药剂量，用药期间应注意患儿的饮水量，以免发生水中毒。

3.1-脱氧-8-D-精氨酸加压素（DDAVP）

属合成的精氨酸加压素，滴鼻剂浓度为100g/mL，婴儿开始剂量为0.005mL/次，儿童开始剂量为0.025mL/次，每晚睡前滴1次，必要时清晨再用1次。剂量应个体化，可逐渐加至0.05~0.15mL/次。用前需清洁鼻腔，症状复现后再次用药。口服制剂商品名为去氨加压素，0.1mg/次，每晚睡前服1次，也可加至每8~12h1次。用药时应减少饮水，防止水中毒。

4.其他药物治疗

（1）氯贝丁酯：可增加肾小管对残余ADH的敏感性，用于部分性尿崩症。

15~25mg/（kg·d），分2~3次口服。不良反应有食欲不振、恶心、呕吐、肝功能损害。

（4）氢氯噻嗪：能使排钠增加，醛固酮增多，远端。肾小管水钠重吸收增多。用于小婴儿中枢性尿崩症，可减少尿量。1~2mg/（kg·d），分2~3次口服，加服氯化钾1~3g/d。

（3）氯磺丙脲：可增加残余的ADH分泌，用于部分性中枢性尿崩症。150mg/（m²·d），1次/d口服，注意低血糖。

（4）卡马西平：刺激ADH分泌，用于颅内手术后中枢性尿崩症，也可用于对加压素耐药者。10~15mg/（kg·d），分2~3次口服。该药可引起剥脱性皮炎，应慎用。

（5）吲哚美辛：使肾小管对ADH的敏感性增加，3mg/（kg·d），分2~3次口服，与氢氯噻嗪同用，用于肾性尿崩症。阿米洛利（氨氯比林）可与氢氯噻嗪同用，治疗肾性尿崩症。

5.其他治疗

若为颅内占位性病变，可手术摘除。

第三节　性早熟

【概述】

性早熟（sexual precocity）是由于各种原因使儿童性发育的初现年龄比正常儿童平均年龄提前2个标准差以上，即男孩在9岁之前，女孩在8岁之前就出现了性腺（睾丸或卵巢等）增大和第二性征的内分泌性疾病。本病女孩多见。性早熟可分为三类：①中枢性性早熟，又称完全性或真性性早熟，是由于下丘脑－垂体－性腺轴提前发育所致，患儿有生育能力。其中大部分是因下丘脑的神经内分泌失调所致，称为特发性（体质性）性早熟，多为女孩；少数是由颅内肿瘤、感染等器质性病变所致，多为男孩。②外周性性早熟，又称假性性早熟，患儿的下丘脑－垂体－性腺轴并未成熟，而周围组织病变，如肾上腺疾病、性腺肿瘤产生性激素增多导致同性或异性性早熟症状，患儿不具有生育能力。其中，外源性性早熟是因摄入含有性激素的药物或食物所致。③部分性性早熟，又称不完全性性早熟，是指仅1项副性征早熟，包括单纯性乳房早发育、单纯性阴毛早发育、单纯性早初潮。本文主要介绍中枢性性早熟。

【诊断】

1.女孩年龄≤8岁进入TannerⅡ期，先出现乳房发育，出现硬结，继而出现阴毛，同时内、外生殖器官发育，最后月经来潮；男孩年龄≤9岁进入TannerⅡ期，表现阴茎、睾丸容积＞4mL或长径＞2.5cm以后出现阴毛、痤疮、声音低沉和喉结、胡须、遗精；同时出现生长加快和心理变化。但最终成人期身高较矮小，常不足150cm。X线骨龄检查超过该年龄正常骨龄1岁。

2.血中尿促卵泡激素（FSH）、黄体生成素（LH）、睾酮（T）、雌二醇（E_2）升高，17－羟孕酮（17－OHP）和尿中17－酮类固醇（17－KS）排泄量增高至青春期水平。

3.B超检查女孩子宫长度＞3cm，卵巢容积＞1mL，卵巢内直径＞4mm的滤泡＞4个，或出现直径0.8~1cm的成熟大滤泡。

4.促性腺激素释放激素（GnRH）刺激试验中LH峰值＞15 U／L（女）或＞25 U／L（男），LH／FSH峰值比＞0.7，或LH峰值/基础值＞3，为性腺轴功能启动。

5.应排除外周性性早熟，如肾上腺疾病、性腺肿瘤和外源性性早熟等，排除部分性性早熟。

6.中枢性性早熟再根据X线、CI、MRI、眼底及视野检查、血清其他激素检查等排除下丘脑垂体病变、颅脑先天性原发性甲状腺功能减低症等，可诊断为特发性性早熟。

7.本病需与单纯乳房早发育、单纯性阴毛早发育、外周性性早熟、Mccune-Albright综合征等疾病相鉴别。

【治疗】

1.一般治疗

对外源性性早熟患儿，停用含有雌激素、非甾类激素物质的药物、保健品、食物、化妆品。

2.病因治疗

继发于颅内肿瘤、肾上腺或性腺肿瘤者，宜手术切除和放疗或化疗。男性中枢性性早熟常见原因是颅内灰结节错构瘤，肿瘤很小，可不手术，用GnRHa治疗。

3.促性腺激素释放激素类似物（GnRHa）

可通过下降调节，减少垂体促性腺激素的分泌，使雌激素恢复到青春期前水平，延缓骨骺的愈合，改善最终身高。常用药有曲普瑞林（达必佳，达菲林）、布舍瑞林、醋酸亮丙瑞林。剂量曲普瑞林，$60 \sim 80 \, g / (kg \cdot 次)$，1次/月皮下注射。或亮丙瑞林，$100 \sim 120 \, \mu g / (kg \cdot 次)$，1次/月肌内注射。布舍瑞林为滴鼻剂。治疗至骨龄接近实际年龄，停药后开始青春期正常发育。GnRHa无显著不良反应，尽早应用可改善成人的最终身高。

4.性腺激素

大剂量的性腺激素可反馈性抑制下丘脑-垂体促性腺激素的释放，适用于女孩性早熟。

（1）环丙孕酮：剂量$70 \sim 150 \, mg / (m^2 \cdot d)$，但不能改善最终身高。

（2）甲羟孕酮：剂量$10 \sim 30 \, mg / d$。有疗效后减量维持。由于不抑制骨龄增长，不能改善最终身高，有肝功能损害，现应用很少。

5.达那唑

属雄激素，$10 \, mg / (kg \cdot d)$，睡前1次服。同时服用排钠利尿剂，螺内酯$5 \sim 10 \, mg / 次$，3次/d。不良反应有皮肤过敏、痤疮、毛发增多，少数人有肝功能损害。

6.酮康唑

应用于男孩特发性性早熟，4～12mg/（kg·d）不良反应为肝脏损害。

第四节　先天性甲状腺功能减退症

【概述】

甲状腺功能减退症（congenital hypothyroidism）简称甲减，是各种不同疾病累及下丘脑-垂体-甲状腺轴功能，致甲状腺素缺乏；或甲状腺素受体缺陷致使甲状腺素发挥作用受阻所造成的一种小儿代谢水平低下、性格和智力发育严重障碍的内分泌疾病。根据病变累及位置的不同可分为原发性甲减和继发性甲减。儿科绝大多数患儿属原发性甲减，是由甲状腺本身疾病所导致。根据发病机制和起病年龄不同分为先天性甲减和继发性甲减两类。先天性甲状腺功能减低症是由于甲状腺激素合成不足所造成的一种疾病。根据病因可进一步分为散发性先天性甲减和地方性先天性甲减。散发性甲状腺功能减低症，又称呆小病。见于非甲状腺肿流行的地区。其中90%为甲状腺发育不全或异位，其余为先天酶缺陷以致甲状腺激素合成不足、下丘脑垂体性甲减及暂时性甲减。主要表现有智力迟钝、生长发育迟缓及基础代谢率低下。地方性甲减，多出现在严重的地方性甲状腺肿流行区，往往为山区水、土和食物中碘缺乏所致。

【诊断】

1.新生儿期甲减：孕期>42周，体重>4 kg，身长较正常<20%左右，黄疸持续时间常>2周，生后囟门未闭约0.5 cm×0.5 cm。有嗜睡、吸吮无力、呆滞、少哭、便秘、体温低、前囟大或脐疝。

2.婴儿期甲减：有特殊面容，面部臃肿、鼻梁扁平、眼距宽、鼻翼宽、唇厚、舌大常伸至口外、头发稀疏。表情淡漠、反应迟钝、少哭不动、皮肤粗糙、手足凉、无汗、动作发育落后、身材矮小、躯干长和四肢短小、上部量/下部量>1.5。出牙迟，纳呆、腹胀、便秘、大便干燥，心率慢，X线检查骨龄延迟。

3.迟发型甲减：3—5岁发病，智力接近正常同龄儿。有身材矮小、手足凉、皮肤粗糙、食欲低下、便秘、表情淡漠、黏液水肿。身高增长<4 cm/年，X线检查骨龄延迟。

4.地方性甲减：有明确的地区流行性。①神经性综合征：共济失调、痉挛性瘫痪、聋哑和智力低下，身材正常，甲状腺功能正常或轻度减低；②黏液水肿性综合征：显著的生长发育和性发育落后、黏液水肿、智力低下，可有甲状腺肿大。

5.血甲状腺素（T_3、T_4）下降、促甲状腺素（TSH）升高。可有血糖降低，胆固醇、甘油三酯升高，基础代谢率降低。

6.本病需与先天性巨结肠、先天愚型、佝偻病、软骨发育不良和黏多糖病等疾病相鉴别。

【治疗】

1.一般治疗

常规指导家长做好早期幼儿教育，开发智力，宣传治疗的重要性。饮食中应富有热量、蛋白质和矿物质，并注意补充维生素等。

2.用药常规

（1）甲状腺激素：是治疗甲状腺功能减退症的最有效的药物，需终身用药以维持正常的生理功能。目前甲状腺激素剂型有三种。

①左甲状腺素钠（L–T_4）：首选1~2次/d口服，新生儿剂量10μg/（kg·d），婴儿期6~8μg/kg，儿童5μg/kg，一般从小剂量开始，2~4个月内逐渐加至全替代的维持剂量。病情严重的开始量偏小，增加剂量较慢。

②甲状腺片素片：左甲状腺素钠药源困难时可考虑口服甲状腺片素片。较稳定，半衰期6d左右。应由小剂量开始，根据病情逐渐调整剂量，以防因心肌黏液性水肿急剧消退而导致心力衰竭。甲状腺片素片所含T_3及T_4量不稳定，故应观察临床疗效及查血T_4、TSH，以调整剂量至维持量，一般可间隔5~7d渐加量1次，每日1次或2次口服。因长期治疗，故还应随年龄增长不断增加剂量，以满足机体需要。

③左旋三碘甲腺酪谷氨酸钠（L–T_3）：作用迅速，但作用消失较快，用于紧急甲减危象的治疗。

④用药原则：每人甲状腺素的需要量略有不同，用药量可根据临床表现而定，使患儿食欲好转，心率维持在儿童110次/min，婴儿140次/min左右，腹胀消失，每日1次正常大便，智力进步。同时血TSH浓度正常，血T_4水平应在正常高值。药物过量可致甲亢，长期用药可致消瘦。个别可有变态反应，宜将药量分多次口服。

（2）维生素类：维生素A、维生素B、维生素C、维生素D四种维生素应长期按临床需要补充，有口疮者应给维生素B$_2$。剂量可根据具体情况而定。

（3）矿物质：钙片应长期供给，用以生长发育之用，贫血者应加服铁剂。对家族性甲状腺激素合成障碍、地方性甲状腺功能减低症患者应补碘。

第五节　先天性肾上腺皮质增生症

【概述】

先天性肾上腺皮质增生症（congenital adrenal hyperplasia，CAH）是由于肾上腺皮质激素合成过程中某种酶的缺陷造成盐皮质激素、糖皮质激素或性激素等失调的常染色体隐性遗传性疾病。本病女孩发病高于男孩，男女之比为1:2。引起男性化者又称为肾上腺性征异常综合征（adrenogenital syndrome）。本病常呈家族性发病，在同一家族中表现常为同一类型的缺陷。酶的缺陷常见有六种：①21-羟化酶缺陷，最常见，占90%以上。②11β-羟化酶缺陷。③3β-羟类固醇脱氢酶缺陷。④17-羟化酶缺陷。⑤20、22-碳链裂解酶缺陷（类脂性肾上腺皮质增生症）。⑥18-羟化酶缺陷。激素合成中酶的缺陷，一方面导致各种激素的终末产物，如醛固酮、皮质醇等合成不足，前者引起一系列失盐表现，而后者还可反馈性引起垂体分泌促肾上腺皮质激素（ACTH）增多，刺激肾上腺皮质增生，且其还有弱的促黑激素（MSH）作用，导致皮肤色素的沉着；另一方面，酶缺陷又导致盐皮质激素、糖皮质激素、性激素合成途径的中间产物堆积，引起女性男性化或性幼稚、男性假性性早熟或女性化或伴有高血压等表现。典型CAH发病率为10／10万，而非典型的发病率约为典型的10倍，并有种族特异性。

【诊断】

1.临床表现有多种类型，主要取决于酶缺陷的部位及缺陷的严重程度。21-羟化酶缺陷患者占本病绝大多数，由于皮质醇合成不足，雄激素合成过多，致使临床表现为单纯男性化型、失盐型、非典型三种类型。

（1）单纯男性化型：系21-羟化酶不完全缺乏所致，主要呈雄激素增高的表现。女孩表现为假两性畸形，出生时即呈现男性化体征，阴蒂肥大似阴茎、大阴唇不同程度融合似阴囊、阴道尿道共同开口等改变。男孩表现为假性性早熟，出生时可无异常，出生6个月后体格发育快，4—5岁时出现性早熟，有阴茎增大、勃起，阴囊增大但睾丸与年龄相称，声音低沉、痤疮、肌肉发达，身高超过同龄儿，骨龄提前，智力多正常。

（2）失盐型：系21-羟化酶完全缺乏所致，醛固酮合成明显减少，除有单纯男性化表现外，出生第1周即可表现拒乳、呕吐、腹泻、体重不增或下降、脱水、代谢性酸中毒，低血钠和高血钾等表现。急性危象时还可表现循环衰竭、苍白、发绀、抽搐等。该型多有色素沉着，尤以阴囊、大阴唇和乳晕为甚。

（3）非典型：系21-羟化酶轻微缺乏所致，在儿童期或青春期才有男性化表现，程度多相对较轻。男性患儿表现为阴毛早现、性早熟、生长加速、骨龄提前，伴有不同程度高血压。女孩表现初潮延迟、原发性闭经、多毛症、不孕症等。

2.实验室检查

（1）尿液：17-羟类固醇（17-OHCS）和17-酮类固醇（17-KS）测定：

①17-KS是反映肾上腺皮质分泌雄激素的重要指标，对本病的诊断价值优于17-OHCS。

②肾上腺皮质增生症患者17-KS明显升高。③孕三醇测定：也是尿液检测中的一部分，但相对于17-KS，其诊断价值可能较低

（2）血：17-羟孕酮、肾素血管紧张素原、醛固酮、脱氢异雄酮、去氧皮质酮及睾酮测定。17-羟孕酮基础值升高是21-羟化酶缺乏的特异性指标，它还可用于监测药物剂量和疗效。

（3）血电解质测定：失盐可有低钠症、高血钾症。

（4）产前诊断：对高危家庭可进行产前诊断，即①羊水，17-羟孕酮测定，21-羟化酶缺乏时，胎儿其值明显升高，但对单纯男性化型其价值有限。②羊水细胞或胎盘绒毛DNA分析。

3.本病需与先天性肥厚性幽门狭窄、肾上腺皮质分泌雄酮的肿瘤、真性性早熟、其他原因引起的两性畸形、Addison病相鉴别。

【治疗】

1.一般治疗

及时纠正水、电解质及酸碱度的紊乱，静脉补充生理盐水，有严重代谢性酸中毒者可给予1.4%碳酸氢钠液。呕吐严重时可鼻饲。忌用含钾溶液。

2.长期药物治疗

（1）糖皮质激素：既可补偿肾上腺皮质醇分泌的不足，又可抑制过多.ACTH的释放，从而减轻雄激素的过度产生，对改善男性化及性早熟等症状，保证患儿正常的生长发育有重要作用，无失盐型的患儿大多应用糖皮质激素后即可有明显效果。首选氢化可的松，10~20mg/（kg·d），分3次口服，其中全日量的2/3晚间服，全日量的1/3晨服，以期能在清晨前抑制ACTH的释放高峰。年长儿可改用泼尼松5mg/d，青春期时7.5~10mg/d，分2次口服，或地塞米松0.5~0.75mg/d。糖皮质激素须终身服用。

（2）盐皮质激素：可协同糖皮质激素的作用，使ACTH的分泌进一步减少。失盐型电解质紊乱时，应给高盐饮食和氟氢化可的松，0.05~0.1mg/d（每0.1mg氟氢化可的松相当于1.5mg氢化可的松），症状改善后，逐渐减量。也可用醋酸去氧皮质酮（DOCA），1~2mg/d肌内注射，脱水后逐渐改为糖皮质激素口服长期维持，此外，还应给予氯化钠口服，2~4g/d。小婴儿加服氟氢化可的松时，剂量为15~20mg/（m²·d）；用醋酸可的松时，剂量为30mg/（m²·d），均分3次口服，后者还可按16mg/（m²·d）肌内注射，但吸收较慢。

（3）定期随访：皮质激素常需长期服用，为防过量或不足，应定期监测血17-羟孕酮及尿17-酮类固醇，开始治疗时每月测定1次，病情稳定后可3个月至1年测定1次。血17-羟孕酮＜2.4mmol/L为治疗过量，＞3.0mmol/L为药量不足。治疗量药物应使尿17-酮类固醇在青春期前＜4mg/d，青春期时逐渐达到正常水平。失盐型还应对血钾、钠、氯等进行监测。在青春期或有劳累、感染及手术等应激情况时，剂量可适当增加为平时的1.5~2倍。替代治疗的用药量应以既可抑制雄激素的产生，又不影响正常生长发育为宜。

3.失盐型的急性肾上腺危象的治疗

（1）补液治疗：5%葡萄糖盐水20mg/kg于1h内静脉滴注，根据病情继续输入生理盐水或含有碳酸氢钠或乳酸钠的2∶1液（2份生理盐水，1份等张乳酸钠）继续滴入，后者用于有高氯性酸中毒时，剂量60mL/kg，24h内匀速滴入。

（2）纠正休克：临床发生休克时，需及时静脉输液，扩充血容量和升高血压。可输入血浆5mL/kg和5%葡萄糖盐水；应用升压药，如间羟胺20mg加入5%葡萄糖盐水250mL中稀释后静脉滴注，根据血压调节滴速。患儿所需输液量可按80~120mL（kg·d）计算，输液量不宜过多。

（3）控制感染：病情严重时可应用抗生素。

4.外科手术治疗

女孩阴蒂增大、激素治疗不能减退者，须手术治疗，一般在6个月至1岁内进行。

第六节　儿童糖尿病

【概述】

糖尿病（diabetes mellitus，DM）是由于体内胰岛素绝对不足，或靶器官对胰岛素不敏感（胰岛素抵抗）或胰岛素拮抗激素（生长激素、胰高血糖素和糖皮质激素）增多等所引起的以高血糖和脂肪、蛋白质代谢紊乱为特征的全身慢性代谢性疾病。糖尿病有原发性和继发性两类。儿童期原发性糖尿病又可分为三类：①1型糖尿病，又称胰岛素依赖型糖尿病（Insulin-Dependent Diabetes Mellitus，IDDM），儿童时期98％的糖尿病为此型，男女皆可发病，以5—6岁及11—13岁多见。其发病是在遗传易感性基础上，在外界环境因素作用下引起的自身免疫反应，使胰岛β细胞损伤破坏，胰岛素分泌绝对缺乏所致。②2型糖尿病，又称非胰岛素依赖型糖尿病（NIDD），多为肥胖症儿童，儿童期少见。主要原因为胰岛β细胞分泌胰岛素不足和（或）靶细胞对胰岛素不敏感（胰岛素抵抗）所致。③其他特殊类型糖尿病。儿童罕见，如青年成熟期发病型糖尿病（MODY）、遗传性或先天性染色体异常伴有的糖尿病等。在我国，15岁以下儿童发病率为5.6/10万。本节主要叙述1型糖尿病。

【诊断】

1.诊断依据

（1）空腹血糖≥7.0mmol/L，并有多饮、多尿、多食、消瘦表现。

（2）随机血糖≥11.1mmol/L。

（3）糖耐量试验中2h血糖≥11.1mmol/L。

（4）排除继发性糖尿病。

（5）血浆C肽、胰岛素明显降低。血胰岛细胞自身抗体阳性。

具有上述第（1）~（3）项之一，可诊断为糖尿病，同时具有第（4）项，可诊断为原发性糖尿病，同时具有第（5）项，可诊断为1型糖尿病。

2.酮症酸中毒诊断标准（2001年中华儿科学会内分泌遗传代谢组制定）

（1）血糖常＞16.8mmol／L（300mg／dL）。

（2）血pH值＜7.3，HCO3－＜15mmol／L。

（3）阴离子间隙（AG）升高，AG＝（K$^+$＋Na$^+$）－（HCO$_3^-$＋Cl$^-$），AG正常值8～16。

（4）血酮体＞5mmol／L，尿酮体、尿糖阳性。

【治疗】

（一）一般治疗

1.计划饮食

是糖尿病的治疗基础，以维持正常血糖、满足生长发育和控制理想体重为目标，在适当限制的原则下灵活掌握。

（1）每日热卡总需要量：按公式，每日热量（kJ）＝4.184＋年龄×系数（290～420）或（kcal）＝1000＋年龄×系数（70～100）计算。对年长儿、活动量大的患儿可适当增加，此外还要考虑患儿的体重和食欲等情况。

（2）食物的成分和比例：热量分配为碳水化合物占50％～55％，蛋白质占15％～20％，脂肪占30％。蛋白质在3岁以下儿童应适当增多。食物选择中碳水化合物以含纤维素高的玉米、糙米等粗粮为主，蛋白质以动物蛋白质为主，脂肪以含多价不饱和脂肪酸的植物油为主，每日还应摄入足够含糖量较少的蔬菜。每日进餐应定时，全日热量分为3餐，分别为早餐为全量的1／5、午餐为2／5、晚餐为2／5，每餐中留少量（5％）食物做餐间点心。

2.运动治疗

糖尿病患儿在血糖得到控制后适当保持体力活动，运动时间以进餐1h后，2～3h内为宜。不主张空腹时运动，运动时应注意调整好胰岛素的用量，以免造成低血糖的危险。

3.胰岛素治疗

根据胰岛素产品的作用快慢和持续时间的长短，可分为短效的胰岛素（RI）、中效的珠蛋白胰岛素（NPH）和长效的鱼精蛋白锌胰岛素（PZI）。

（1）胰岛素的用法

初治阶段的用法如下

①胰岛素（RI）治疗：1型糖尿病患儿一般开始先用RI治疗。新确诊患儿，RI剂量为

0.5~1U/（kg·d）。年龄<3岁者，从0.25U/（kg·d）开始；3~5岁者，从0.5U/（kg·d）开始；5岁者，从1U/（kg·d）开始；已用胰岛素治疗者，从0.7U/（kg·d）开始，分3~4次，在进餐前20~30min皮下注射。空腹血浆C肽过低及病程较长者，早餐前用量偏大，中、晚餐前用量可相等。

②RI+NPH混合胰岛素治疗：新诊患者RI与NPH之比为1∶1，空腹血浆C肽不太低者为1∶2，其他患者RI与NPH之比为1∶3，2次/d，餐前30min皮下注射。早餐前用量占2/3，晚餐前用量占1/3。如中餐前血糖经常>11.1mmol/L，可在中餐前加用RI，2~4U/次。

③RI+PZI混合胰岛素治疗：用于病程较长、使用胰岛素剂量较多及需要长效胰岛素提供胰岛素基础量的患儿。可在RI注射3~4次/d的基础上，在早餐前或晚餐前的RI中加入PZI混合注射，RI∶PZI>3∶1，PZI用量<0.3U/（kg·d）。

应用混合胰岛素时，应先抽取RI后再抽取HRI和PZI，每次尽量用同一型号的注射器，注射部位选在大腿、上臂和腹壁等处，按顺序轮换注射，1个月内同一部位不应注射2次，2针间距离应在2cm左右，以防长期应用引起局部皮肤组织萎缩，影响吸收。

调整阶段：根据血糖、尿糖及患者对胰岛素敏感性调整胰岛素用量。病情重、年龄大、病程长的胰岛素用量大，在感染、创伤、手术者用量大，存在胰岛素抗体者用量大。通常根据尿糖来调整胰岛素用量。将每日小便分为四段尿、四次尿，分别测定尿糖，分法如下。

①四段尿：第一段尿在7：00~11：00时；第二段尿在11：00~17：00时；第三段尿在17：00~21：00时；第四段尿在21：00~7：00时。

②四次尿：早、中、晚餐前半小时及睡前30min排空膀胱，在此后30min中留取的尿，分别称为早餐前次尿、中餐前次尿、晚餐前次尿、睡前次尿。

胰岛素调整：①早餐前用量，参照第一段尿及中餐前次尿的尿糖进行调整。②中餐前用量，参照第二段尿及晚餐前次尿的尿糖进行调整。③晚餐前用量，参照第三段尿及睡前次尿的尿糖进行调整。④睡前用量，参照第四段尿及次晨的早餐前次尿的尿糖进行调整。

RI+NPH混合胰岛素调整：早餐前与晚餐前RI用量调整同上述；早餐前NPH用量参照第二段尿及晚餐前次尿的尿糖进行调整。晚餐前NPH用量参照第四段尿及次晨的早餐前次尿的尿糖进行调整。

胰岛素的剂量还与饮食和运动有关，另外，当患者发生感染、发热、创伤等应激情况，或情绪激动甚至天气变化均可引起血糖的变化。因此，患者在用胰岛素治疗的过程中，应定期监测血糖的变化，及时发现和寻找血糖发生变化的原因，调节胰岛素用量。每次胰岛素的增加或减少一般不超过2U/d。

维持阶段：可用中效、短效或长效、短效胰岛素混合，目前多主张多次、多成分皮下注射胰岛素（强化胰岛素治疗），剂量早晨3/5，晚餐前2/5或早、中、晚（2/5、1/5、2/5）分3次注射。

（2）胰岛素注射笔：普通胰岛素注射器经过改良，设计出了胰岛素注射笔，用药方便，皮肤损伤少，可有效减轻患儿的精神压力。注射用的笔芯为普通胰岛素和长效或中效胰岛素的混合制剂，成分不同笔芯的型号也不同。当普通注射器改为胰岛素注射笔时，胰岛素的用量应减少15%~20%。

（3）胰岛素泵：先调整好剂量，基础胰岛素量RI每分钟的注射量由胰岛素泵自动注射，于每餐前再加注小量RI。用胰岛素泵前应先将血糖降至理想状态，开始用胰岛素泵时胰岛素的用量为平时用量的80%。将其中的40%作为基础量，早餐前为20%，午餐和晚餐分别为15%和10%，余5%用于睡前加餐，具体用药根据每个患者的需要具体安排。应在餐前20min给予餐时加量的胰岛素。开始用胰岛素泵必须查三餐前和睡前加餐前及凌晨3：00~4：00时的血糖和早上7：00时的血糖，以便及时发现Somogyi效应或黎明现象。使用胰岛素泵可以较好地控制血糖在接近正常的水平，控制糖尿病的发展，但要求患儿必须能够自己较好地掌握使用方法和调整剂量，并且能按时测血糖。年龄较小的儿童发生低血糖的机会增多，应严密观察。一般10岁以下患儿不宜用胰岛素泵。

（4）胰岛素治疗中的注意事项

①胰岛素过量：常导致低血糖的发生，主要原因有胰岛素治疗中胰岛素用量过大，或在注射胰岛素后未能及时进餐，或餐前运动量过大等。严重的低血糖非常危险，可危及生命。低血糖时由于胰岛素拮抗激素分泌增多，使血糖上升，常会出现低-高血糖反应（Somogyi效应），多发生在凌晨3：00~4：00时，如未及时诊断，因日间表现为高血糖而盲目增加胰岛素用量，可造成恶性循环。

②胰岛素不足：若夜间胰岛素不足，在凌晨5：00~9：00时常表现血糖和尿糖的

增高，即黎明现象，可加大晚间注射的剂量或将中效胰岛素（NPS），注射的时间推后。持久的高血糖可造成高血脂，并容易发生酮症酸中毒。

③胰岛素耐药：若患儿无酮症酸中毒时，胰岛素的用量仍超过2 U／（kg·d），但血糖仍不能控制者，除外Somogyi效应后考虑为胰岛素耐药，应更换更纯的基因重组胰岛素。

（二）糖尿病酮症酸中毒（DKA）的治疗

DKA较危重，可造成死亡，故一经确诊，应积极救治，开放2条静脉通道，针对高血糖、脱水、酸中毒、电解质紊乱及可能存在的感染进行综合治疗。

1.液体疗法

（1）补液方法：DKA时由于细胞外液容量的减少，患儿常有脱水表现，一般属等渗性中度脱水。输液开始第1h内快速静滴生理盐水20mL／kg，以纠正血容量不足、改善血循环和肾功能。之后在第2～3 h，应用0.45%氯化钠溶液10mL／kg继续静脉滴注。复查血糖，当血糖＜17mmol／L后，可改为含0.2%氯化钠溶液的5%葡萄糖溶液静点。要求在治疗的首个12 h 内至少应补足累积损失量的一半，一般为50mL／kg，在此后的24 h 内根据具体情况，供给生理需要量和继续丢失量，按60～80mL／kg计算，输入的液体仍为含0.2%氯化钠溶液的5%葡萄糖溶液。

（2）补钾：见尿后补钾3～6mmol／kg，浓度不宜过高，一般为0.3%，定期监测血钾浓度，若心电图呈现T波高尖考虑为高血钾，若T波低平，U波出现考虑为低血钾。若输入40mL／kg液体后仍不排尿，患儿可能处于肾脏无尿或高渗状态，以后输液应小心。血钾补充不宜过急，钾应在输液过程中持续补入。

2.纠正酸中毒

此时的纠酸一般不常规应用碳酸氢钠溶液，以防造成脑细胞酸中毒和高钠血症，仅在pH值＜7.1，HCO_3^-＜12mmol／L时，开始应用1.4% $NaHCO_3^-$溶液2mmol／kg，或按公式计算，碳酸氢钠补充量=（15－所测HCO_3^-）×体重（kg）×0.6。开始先给半量，在1～2 h 内输入以防加重高渗状态，防止引起心律失常。之后再测血pH值，如果pH值仍＜7.1应继续补充。当血pH值≥7.2时停用。

3.胰岛素治疗

（1）用药方法：Ⅰ型糖尿病酮症酸中毒时应立即静脉注射胰岛素（RI）0.1 U／kg，然后将25U胰岛素加入250 mL生理盐水中（0.1U／mL），另开一条液路按1mL／（kg·h）

用输液泵静脉输入，1～2 h后复查血糖，及时调整输液量。婴幼儿对胰岛素敏感，年龄<3岁的患儿可适当减慢输液速度0.5U／（kg·h），即0.5mL／kg。

（2）停药指征：当血糖<17.0mmol／L时，输入的液体可改为含0.2%氯化钠溶液的5%葡萄糖溶液，并停止静点胰岛素，改为普通胰岛素0.25～0.5U／kg皮下注射，每4～6 h 1次。当血糖降至10～13.9mmol／L，患儿神志已经完全清醒能进食，且血糖稳定时停药。如血糖维持在11.2～14.0mmol／L，患儿仍不能进食或合并严重感染时，静脉胰岛素应继续输入，并静点5%葡萄糖溶液，其按每输入5g葡萄糖加2U胰岛素的比例给予胰岛素。

（3）后期用药：酮症酸中毒急性期过后，患儿开始进餐时，胰岛素应在进餐前30 min皮下注射，第1 d的胰岛素用量按0.5U／kg计算，分3～4次注射，然后可根据血糖监测调整胰岛素剂量。

（4）监测血糖：血糖是判定DKA治疗效果和调整胰岛素用量的重要指标。在治疗早期首个12 h内，应每2 h监测1次血糖，之后的24 h内每4 h监测1次。

4.对症治疗

若糖尿病酮症酸中毒的同时有感染时应给予有效抗生素治疗。如有脑水肿发生时，应立即在30min内快速输入20%甘露醇2.5～5mL／kg，4 h后可重复1次，以防止颅高压反跳。昏迷患儿应行气管插管、辅助呼吸，并注意清理呼吸道分泌物。

（孙　蒙）

第十三章 儿童疾病康复

第一节 小儿脑瘫的康复

【定义】

脑性瘫痪是指自受孕开始至婴儿期脑发育阶段非进行性脑损伤和发育缺陷所导致的综合征，主要表现为运动障碍及姿势异常

【临床分型】

根据临床特点分型

1.2006年8月，在长沙召开的第二届全国儿童康复会议暨第九届全国小儿脑瘫康复学术会议，依据运动障碍的性质和体征将脑性瘫痪分为6种类型。

（1）痉挛型：以锥体系受损为主。病变部位不同，临床表现也不同。

（2）不随意运动型：以锥体外系受损为主，不随意运动增多，表现为手足徐动、舞蹈样动作、张力失调、震颤等。

（3）强直型：较为少见，除锥体外系损伤所致，呈内轮、"铅管样"持续性肌张力增高。

（4）共济失调型：主要损伤部位为小脑，表现为平衡障碍，肌张力低下，无不自主运动，本体感觉及平衡感觉丧失，不能保持稳定姿势。

（5）肌张力低下型：主要表现为肌张力低下，肌力降低。

（6）混合型：同一患儿表现2种或2种以上类型的症状，以痉挛型和不随意运动型症状同时存在为多见。

2.根据瘫痪部位分型

根据受累部位不同可分为：①单瘫，单个肢体受累。②偏瘫，半侧身体受累。③四肢瘫，四肢受累，上、下肢受累程度相似。④截瘫，双下肢受累。⑤双瘫，四肢受

累，上肢轻，下肢重；双重，四肢受累，但上肢重于下肢。

【病因】

导致脑瘫的直接病因是脑损伤和脑发育缺陷，可发生在出生时，也可发生在出生前或出生后。

1.出生前因素

包括母体因素和遗传因素

（1）母体因素：妇女在妊娠期大量吸烟、酗酒、吸毒或用药，患有妊娠期高血压综合征、心力衰竭、贫血、糖尿病、先兆流产以及妇女妊娠早期患风疹、带状疱疹、感冒等。

（2）遗传因素：可导致胎儿中枢神经系统的先天畸形，如神经管闭合不全、神经元移行和脑回形成障碍等。

2.出生后因素

包括胎龄、体重因素、分娩时因素等

胎龄及体重：胎龄<32周、出生时体重<200 g，胎龄>42周、出生时体重>4000 g。特别是在早产未成熟儿和足月小儿中，缺血缺氧性脑病和颅内出血的发生率明显增高。

（2）分娩时因素：产程过长、胎位异常、脐带脱垂或脐带绕颈等。

3.出生后因素

新生儿呼吸窘迫综合征、新生儿期惊厥、缺血缺氧性脑病、核黄疸、新生儿期的脑外伤及脑部感染等。

【主要功能障碍】

小儿脑瘫脑损伤的结果，除了运动与姿势异常的主要症状外，必然会有许多与脑损伤相关的合并障碍。常见的合并障碍癫痫，认知行为障碍，视觉障碍、听觉障碍和语言障碍等。

1.癫痫

是小儿神经系统障碍的代表疾病，发病率在我国为0.3%～0.6%。脑瘫患儿中的癫痫有许多是继发于新生儿痉挛，其临床发作类型以全身性阵挛发作、部分发作和继发性大发作为多。

2.视、听觉障碍

视、听觉障在脑性瘫痪合并障碍中占第二位，一般发生率为10%。在脑的早期诊断时定要注意发现患儿的视觉和听觉障碍。视觉障碍主要表现为内、外斜视，视神经萎缩，动眼神经麻痹，段球及皮质盲。听觉障碍主要表现为听力低下、吐字不清等。

3.认知障碍

部分脑瘫患儿有不同程度的智力障碍，可导致其对语言的理解及表达能力低下。这些患儿还常伴有注意力不集中、多动和语言交流欲差等，阻碍了语言发育。

4.语言障碍

脑瘫患儿的语言障碍发生率为70%～75%。语言障碍的症状轻重程度不一，临床表现相对复杂。脑瘫患儿语言障碍类型主要包括运动性构音障碍、语言发育迟缓及其他语言发育异常如声音异常、流畅度异常等。

【诊断与鉴别诊断】

1.临床诊断

脑瘫的诊断主要依据病史及体征检查，辅助诊断可于婴儿期，呈非进行性，但若未能获得早期诊断和合理治疗，将会发生肌腱挛缩和关节畸形，致使症状加重并使异常姿势反射和运动模式固定下来，故其早期诊断十分重要。

2.鉴别诊断

临床上需将脑瘫与下列疾病相鉴别。

（1）精神运动发育迟滞：在婴儿期可表现为肌张力低下，运动发育迟滞。但随着年龄的增长，该类患儿无肌肉、强直及姿势异常等神经症状，仅表现为对周围的人与事物漠然、不关心及精神与运动发育整体延迟。而脑除运动发育的落后外，尚有异常肌紧张及神经系统的临床症状等。

（2）脑发育畸形：尤其是小脑畸形。头围低于正常值2～3个平均差，或低于同龄儿平均值3cm，并表现前囟早闭者即可诊断为小头畸形。这种患儿婴幼儿期可见运动与精神发育迟滞，进入学龄前期则以精神迟滞更为明显，虽有运动发育迟滞，但无异常姿势与异常的运动模式，不难与脑瘫鉴别。

（3）产伤：臀位产、过熟儿分娩时过分牵拉上肢会引起臂丛神经损伤。多为一侧性，也有两侧同时发生者。有的患儿可能并未注意到是否从新生儿期开始即有上肢活动减少。若表现为不完全性瘫痪，应与脑瘫中的偏瘫或单瘫相鉴别。臂丛神经麻痹是周围神经损伤，以肌张力低、肌力低下为特征，易与中枢性瘫痪的偏瘫、单瘫鉴别。

（4）先天性肌弛缓：患儿出生后即有明显的肌张力低下，肌无力，腱反射减退或消失。

（5）进行性脊髓肌萎缩症：于婴儿期起病，肌无力呈进行性加重，肌萎缩明显，反射减退或消失，常因呼吸肌功能不全面反复患呼吸道感染，肌肉活组织检查可助确诊。

【康复治疗】

1.康复目标

（1）改善运动功能，最大限度地降低患儿的残疾程度，尽可能使其正常化。

（2）提高患儿生活自理能力。

（3）提高患儿的交流能力。

（4）提高患儿社会适应能力。

2.康复基本原则

（1）早期干预：婴幼儿时期的脑生长发育快，代偿性和可塑性强，是学习的最佳时期。这时期从外界始下刺激性治疗相功能训练，可使患儿在康复治疗的过程中，不断地纠正异常，学习和建立正常的模式和功能，达到最佳效果。

（2）综合性康复：综合性康复是以患儿为中心，组织各科专家、治疗师、护师和教师等共同制订全面系统的康复训练计划，进行相配合的综合性康复，目的是使患儿达到身心康复。

（3）与日常生活活动相结合：脑瘫患儿的异常运动和姿势模式会出现在日常生活活动中，因此康复必须与日常生活动作紧密结合。除了正规的康复训练外，还要培训家长和看护者，教导其开展家庭康复。注意采用正确的抱姿和转移方式，注意患儿的营养状况、免疫功能、生活环境和条件，预防并发症，学会制作和采用简单适用的辅助器具等。不仅要使患儿拥有日常生活活动能力，而且要学习和注意保持正常运动和姿势模式，抑制异常模式，积极主动地参与到康复训练中。

（4）符合儿童发育特点及需求：小儿脑瘫的康复治疗既要考虑到环境、氛围和条件又要采用符合儿童发育特点的治疗方法，最大限度地引导和诱导患儿的自主运动，充分尊重儿童的感受，采用安全有效的治疗技术，尽量减少不良刺激，避免对患儿造成痛苦和损伤。

（5）遵循循证医学的原则：小儿脑的康复治疗要防止在未经科学检验的基础上，盲目地强调某种方法的奇妙性和滥用药物，盲目地应用某些仪器设备或临床治疗方法。要重视康复医学的团队作用，既要积极引进和学习各类现代康复方法，也要努力发掘中华民族传统医学宝藏的各类理论与方法，实现真正意义上的中西医结合，康复训练与包括手术、药物、辅助器具等在内的其他康复治疗方法和途径相结合的综合康复。

（6）积极推进小儿脑瘫的社区康复：我国是人口大国，康复事业起步较晚，小儿康复尚未形成体系，康复设施机构尚不能满足需求。因此，开展社区康复和在家庭中进行指导的康复，与社区医疗、社区服务、妇女儿童保健、教育、社会环境改造以及宣传教育改变人们的思想观念等社会活动相结合，逐渐形成适合我国国情的小儿社区康复模式，是实现所有脑瘫患儿得到康复服务的必由之路。

3.康复治疗方案

小儿脑瘫的现代康复治疗应采用包括运动疗法、作业治疗、言语治疗、药物治疗和手术治疗等的综合康复治疗手段，结合心理康复、教育康复及社会康复，使脑瘫患儿在身体、心理、职业与社会等方面达到最大程度的恢复和补偿。

（1）运动疗法：小儿脑瘫的康复治疗广泛应用运动疗法，涵盖了运动疗法的所有内容，如主动运动的随意运动、助力运动和抗阻力运动；被动运动；等长运动；等张运动的方向性及离心性运动；等速运动；放松性运动；力量性运动；耐力性运动；局部运动；整体运动；徒手运动；器械运动等。目前临床上仍以 Bobath 法为主，其属于神经发育促进技术，是英国医学博士、小儿神经病学者 Karel Bobath 及其夫人 Berta Bobath 合作创建的一种治疗脑性运动障碍的理论与治疗手法。运动疗法的要点包括头部的控制、支撑抬起训练、翻身训练、坐位训练、膝手位和高爬位的训练、站立和站起训练、步行训练步态改善和实用性训练等。

①训练头部控制的方法

a.痉挛型：此类患儿经常头后仰，训练者将两手放在患儿头部的两侧，把颈部向上拉长，并用前臂将患儿的肩膀往下压。用手抓住患儿的前臂，将患儿的手抬高且往外转，拉坐起来，即可使患儿的头抬高并保持正位。

b.不随意运动型：此类患儿的髋关节常外旋，双手或单手扭曲，训练者将患儿的手臂拉直往内转且稍往下压，慢慢将患儿拉坐起来，可促进患儿的头部保持抬高而向前。

c.肌张力低下型：由于肌张力低下，患儿的头部无法控制在正中位置，训练者用手抓住患儿肩部，将大拇指顶在胸前，使肩部向前以给患儿较大的稳定性，并协助将头抬起。

②四肢训练方法

a.上肢：对痉挛型患儿，头常歪向一侧，肩关节内旋下沉、手肘屈曲、前臂内旋而掌心朝下，腕关节曲，大拇指握于心。训练者可将患儿手臂抬高、伸直、向外并将拳头张开。若肘部弯曲严重.可将肘部向内或向外旋转，同时将其手臂伸直。若患儿的拳头紧握，可利用手臂伸直外旋的方法使手臂和手指都自然伸直。对于不随意运动型患儿，常见典型的伸直模式，患儿肩关节外旋，双手或一手挛屈，关节过分挛缩现象常见，训练者可将患儿的手向内转而稍微往下拉，当向前拉时，再慢慢将其手向上抬，如此可促进患儿头前屈、拱背，并改善髋关节过分弯曲现象。

b.下肢：患儿取仰卧位，训练者双手握患儿小腿，用力做双下肢交替屈伸运动，然后双手握患儿双膝，屈膝、屈髋做外旋、外展运动。可抑制髋关节内收、内旋，增加髋关节活动度，降低下肢肌张力。进一步一手握小儿小腿，一手做踝关节背屈训练，抑制踝跖屈。接下来训练师用下肢控制患儿双下肢外旋外展位伸展。

③翻身的训练方法

患儿仰卧于训练垫上，训练者跪在患儿足侧，先使患儿双下肢伸展、分开，然后双手分别提患儿的双踝部，让患儿双腿交叉带动髋部，使骨盆旋转，继而带动躯干旋转，最后带动肩部转动，完成向俯卧位的翻身。从俯卧位向仰卧位翻身方法相同。也可从肩部开始训练，以肩部的旋转情动躯干、骨盆及下肢。让患儿仰卧位，训练者跪在患儿头侧，令患儿双上肢伸直并上举过头，然后双手握住患儿双肘部或者一侧肩部，肘部做旋转运动。从而完成翻身动作。

④坐姿训练

a.痉挛型：先将患儿的两腿分开，上身前倾，并用手将其下肢压直，并且鼓励患儿向前弯腰。

b.不随高运动型：将患儿双足并屈前，并用手抓住其肩膀，向前方旋转，让患儿双手撑在两旁支持自己。

c.肌张力低下型：训练者抱住患儿，用双手在患儿的腰椎部位往下压，并用大拇指放在其脊椎两旁给以固定力，可促进患儿头及躯干的伸直。当患儿学会坐稳后，可经常前后、左右推动患儿，让其学会在动态中保持平衡。

⑤爬行训练

当患儿刚开始学习爬行时，要以手固定骨盆，轻轻地将骨盆向上提，左右交替，有助于其练习爬行。选容易回转的场地，使其俯卧，在其能够抓到的地方摆放玩具，让其用一只手去抓，如果同侧下肢不能弯曲，要协助其提起；摇晃玩具，然后再调换方向让其抓取。

⑥站立及站起训练

患儿在独自站立前可先进行扶站，注意保持髋、膝、踝的正常对线，将重心放于双足之间，站起训练可锻炼下体力，为步行定基。训练可参照脑卒中的康复。

⑦步行训练

行对患儿建立自信心和参加各种活动十分重要，此训练可提高患儿在行走中控制躯干及下肢的能力，逐步扩大其活动范围，增加其与外界接触的机会。训练时应及时矫正患儿出现的异常状态并注意安全。

a.平行杠内的步行训练：患儿站在平行杠内，双手分别握住双杠。训练者位于患儿身后，双手握住消极一侧膝关节肌关节；患儿另一侧下肢回背、抬起，足跟先着地，足趾后着地。

b.助行器辅助训练：足下垂的患儿应佩戴矫形器后练习行走。患儿双手扶在助行器上，练习独立行走，训练者应在患儿身边保护，并随时纠正异常姿势，以免发生危险。

c.引导步行训练：训练者站在患儿一侧，拉着其手臂，诱导其练习步行。

⑧手部动作训练

训练患儿手张开时，可轻轻敲打其手背，使其放松，再顺势将手打开。练习抓握反应时，可将小玩具塞入患儿的手心，并稍用力压一下，患儿的手就会较容易抓住玩具。在训练抓拿与放置的连续动作时，可让患儿进行套圈训练。训练双手并用时，可用能连接和拆开的积木进行训练。还可训练患儿用双手放在地面支撑身体的动作，可使其手指张开，并缓解拇指屈肌的紧张程度。

（2）作业疗法：通过游戏，作业及各种技能训练，增加患儿的躯体感觉和运动能力，促进其身体的协调运动、精细动作、手眼协调能力，改善其注意力、认知和解决问题的能力，提高生活自理和社会适应能力，逐步达到个人和社会生活上的自立。主要内容如下。

①肩肘关节的伸屈功能和灵活性训练：如推拉砂磨板、投接球、套圈等。

②手指的协调性和灵活性训练：可提高患儿手眼协调能力，提高注意力，提高感知能力，如泥塑、弹琴、书法、镶嵌板的匹配、结绳、系扣、解扣等。

③日常生活活动能力训练：包括穿脱衣训练、进食训练、个人卫生训练和移动能力训练等。

（3）言语治疗：脑瘫患儿的语言障碍主要表现为构音障碍和语言发育迟缓。对于构音障碍的训练主要包括基本语言运动功能的刺激和促进，改善呼吸，增加面部活动等；对于语言发育迟缓的患儿，应根据患儿的年龄、训练率、康复效果制订系统的训练方案，以促进其发音，使用语言符号、理解语言概念和含义，逐步训练使患儿具有语言交流能力，从而最大限度地改善语言障碍。

（4）感觉统合训练：感觉统合是指个体对进入大脑的各种刺激（视、听、触觉等）在中枢神经形成有效组合的过程。对脑瘫患儿的感觉统合训练常采用游戏的形式吸引其参加。丰富患儿的感觉刺激，让其在特定的环境下进行，关键是能同时给予患儿前庭觉，肌肉、关节、皮肤触觉，视、听、觉等多种刺激，并将这些刺激与运动相结合，以治疗感觉统合失调症。

（5）辅助器具及矫形器的应用：可矫正肢体畸形，保持良好肢位，支持体重，增加肢体适应功能，矫正异常姿势，提高和保持疗效。在治疗上常用的辅助器具为保持坐位姿势辅助器具和立位姿势辅助器具和移动用辅助器具。

（6）心理康复：通过与他人的日常接触及各种教育训练活动，减少或消除脑瘫患儿的心理障碍，调整其人际关系，恢复和形成患儿正常的心态和人格。在康复训练中应尽可能多地为患儿提供成功的体验，及时给予表扬和鼓励，帮助其树立信心。对患儿因能力而造成的失误及遇到的困难均应给予极大的关怀和帮助，用爱逐渐打开患儿封闭的心灵，使其能接纳他人，愿意与他人交往和游戏，愿意接受训练者实施的康复训练措施，为患儿融入社会群体打下良好的基础。

（7）物理因子治疗：如功能性电刺激、神经肌肉电刺激、水疗和脑循环功能治疗等可对脑患儿的功能训练起到辅助作用。

（8）传统康复治疗：针灸、推拿是我国治疗脑瘫患儿的常规项目，具有自身特色，是对脑瘫康复治疗的有效补充。其他如气功、拔火罐、刮痧和点穴等也有一定疗效。

（9）其他疗法：包括药物和手术治疗等。药物治疗主要针对脑瘫患儿的伴随症状和并发症。必要时可选择抗感染药物、抗癫药物、降低肌张力的药物（地西泮、巴氯芬口服或鞘内注射等）、抑制不自主运动的药物（左旋多巴和苯海索等多巴胺类药物）、神经肌肉阻滞剂及各类神经生物制剂等。手术治疗的目的是减少痉挛，改善功能，矫正畸形，稳定关节。在我国开展较为广泛的手术包括脊神经后根切断术、选择性周围神经部分切断术、肌肉手术和骨关节矫形手术。提倡矫形外科医师与康复科医师、康复治疗师及相关人员的合作，做好手术适应证的选择、手术与康复训练的结合、术后及矫形器的应用等。小儿脑瘫的预后，取决于合理开展综合康复治疗时间的早晚、大脑损害程度的轻重及是否存在并发症等因素。因幼儿大脑发育还未成熟，容易控制、重塑脑功能，并诱发应有的生理反射，促使残存组织发挥代偿作用。因此，对脑瘫患儿应做到早发现、早诊断、早治疗。积极防治小儿脑瘫是全社会和家庭的共同愿望。

第二节 儿童孤独症的康复

【定义】

儿童孤独症又称儿童自闭症，是一种发生在儿童早期的广泛性发育障碍性疾病，通常起病于3岁之前。它是由多种因素引起的，以社会交往障碍、语言发育障碍、兴趣范围狭窄以及刻板重复的行为方式为基本临床特征的一组复杂的行为综合征。2~5岁是孤独症行为最为明显的阶段。因为患者缺乏社会交往的能力和兴趣，沉浸在自我封闭的世界里、故称为"孤独症"。

【病因及主要临床表现】

1.病因孤独症病因至今尚不明确，可能与下列因素有关。

（1）遗传因素：对有孤独症患者家族的研究发现，儿童孤独症同胞患病率为3%~5%是一般人群发病率的50~100倍。某些遗传疾病（如苯丙酮尿症、结节性硬化症等）常伴有典型的孤独症症状。

（2）孕产期高危因素：母亲孕龄偏大、妊娠期有精神抑郁、吸烟史、病毒感染、高热、服药史、剖宫产、患儿早产、出生时低体重、产伤、呼吸窘迫综合征及先天畸形等，均可导致儿童孤独症的发生。但现在研究学者普遍认为，上述因素并非本病的直接原因，它们只是加强了已存在的遗传易感性，增加了发病的危险。

（3）神经生物学异常：许多患儿合并脑电图异常、脑器质性病变如脑瘫、癫痫、弓形虫病等。

（4）家庭环境：不正确的教养方式如打骂或惩罚，可引起患儿的情绪障碍，可能与孤独症患儿的攻击、自伤等行为有关。

2.主要临床表现

（1）社会交往障碍：是孤独症的核心症状。孤独症患儿不能进行社会交往，对社会、熟人和陌生人不加区别地表现出冷漠。他们非常被动，能够接受社交性的亲近，但不会主动开始这种社会互动。孤独症患儿对同龄人没有任何兴趣，自己的兄弟姐妹也不例外，对父母或其他亲人缺乏依恋感，往往对某些物品产生依恋，如某个玩具或一些奇怪的东西。

（2）语言发育障碍：语言发育迟缓是孤独症的重要表现。20%～25%的患儿终生不说话，能够发展语言能力的孩子在时间上也会比正常孩子晚很多，且语言能力也非常有限，这也是最早和最容易引起父母注意的症状。患儿所使用的词汇很少，重复性语言较多，常自言自语不知所云。患儿在语调、语速及节律方面也存在异常，常语调单调时用高尖的声音说话，不能控制音量。

（3）兴趣和行为异常：患儿兴趣狭窄和异常，往往对无生命的物品特别感兴趣，不许他人改变事物的固定模式。他们不能够在已有经验的基础上进行创造性思考，常常重复刻板的动作，如来回踱步、拍手、转圈或摆弄玩具等。在行为方面患者常有攻击性行为，包括自伤和攻击他人。模仿他人动作是与生俱来的一种能力，对孤独症患儿来说，通常是滞后的，有些病情严重的患儿，终生也不会模仿。

（4）智力和认知功能障碍：25%的患儿智力水平正常（IQ=70），25%的患儿出现轻度智力障碍（IQ 50～70），50%的患儿存在中重度智力障碍（IQ≤50）。但极少数患儿智力发育呈"岛状"成熟现象，对音乐、绘画、计算、推算日期、背诵和机械记忆等，有超常能力，被称为"白痴天才"。在认知功能方面，患儿存在注意力过于分散，对某些刺激过于敏感，而对其他刺激则又反应迟钝；缺乏想象力，存在语言认知障碍，只能理解他们熟悉的物品名称或简单指令。

（5）感知觉障碍：患儿对特殊的感觉刺激反应异常，有时对触觉、痛觉、声和光等感觉过敏，有时又特别迟钝。

【诊断】

询问病史详细了解患儿的生长发育过程，包括运动、言语、认知能力等。针对发育落后的领域和异常行为要进行询问，注意出现的年龄、持续时间、频率及对日常生活的影响程度。

1.精神检查

主要采用观察法，患儿常存在兴趣狭隘、有刻板动作、对父母和亲人淡漠、回避与人目光对视、缺乏交流等。

2.量表评估

有助于评估诊断儿童孤独症及了解患儿的智力情况，如儿童孤独症评定量表（childhood autism rating scale，CARS）、孤独症行为检查量表（autism behavior checklist ABC）、格塞尔发育量表（Gesell developmental scale）等。儿童孤独症的早期诊断较为困难，尤其在2岁以前，对于婴幼儿语言发育落后和行为异常者可应用婴幼儿孤独症筛查量表（checklist for autism in toddlers，CHAT）进行筛查。

3.其他辅助检查

可协助诊断，如头部CT、MRI、脑电图、诱发电位、血铅检测血汞检测和染色体检测等。

【康复治疗】

1.康复目标

（1）提高患儿的生活自理能力。

（2）使患儿学习语言交流、促进社会交往。

（3）矫正患儿的异常行为。

（4）提高患儿的自我生存和发展能力。

2.康复治疗原则

（1）早诊断，早治疗。

（2）持之以恒。

（3）以康复治疗为主，辅以药物治疗。

3.康复治疗方法

（1）行为疗法：行为疗法在儿童孤独症治疗中起着非常重要的作用，主要通过行为干预增强学习的效果，从而消除不良行为。这种疗法采取"一对一"的方法训练，对患儿的配合力、模仿力、不良行为进行训练与矫正，对患儿的认知、语言、精细动作、运动和社交等方面进行教授。通过训练可使患儿的依从性和模仿力增强，减少不适当的行为，提高群体家庭生活的能力。目前，最广泛应用的是应用行为疗法，（applied behavior analysis ABA）该疗法运用功能分析法，从个体的需要出发，采用"ABC"模式，即"起因（需要）-行为-结果（积极或消极强化物）"模式，塑造正性行为。

（2）结构化教育：结构化教育是美国北卡罗来纳大学1971年建立的针对孤独症儿童的1种教育方法，是目前西方国家评价最高的主流课程，该教育方法强调运用个别化教育，针对孤独症儿童在语言，交流以及感知觉运动等方面的缺陷面设计使用，通过将行为活动分解后分步骤讲解、与视觉刺激相结合的方法进行训练，从而达到掌握正确行为的目的。

（3）语言康复治理

①图片交换沟通系统：是由美国安德鲁·邦迪（Andrew Bondy）等人研究开发出的一套沟通训练系统。对于几乎没有或者根本没有语言沟通能力的孤独症儿来说，图片是一种比较好的表达交流工具。在训练过程中，需要1~2名治疗师，使用的图片最好是拍摄的真实照片，以便患儿能够更好地理解图片，从而更好地表达自己的需求。治疗师可以根据儿童能力发展的情况，适时地增加图片的数量与提高复杂程度，在此基础上引导儿童自发地提出要求，并学习到一定的社会交往技能。这种方法着重引导孤独症患儿沟通的主动性，强调他们反应的自发性，让他们从训练之初便处于沟通的主动位置这与其他语言教学方法只注重沟通技巧的方法有着很大的区别。

②自发语言训练：要让孤独症儿开口说话，非常重要的三个环节是：a.善于发现并利用孩子的兴趣爱好。b.运用适当有效的辅助与消退手段。c.要奖励孩子的沟通与语言行为。首先，治疗师主动向患儿示范应该说的词句，而不是等他们说错时再告诉他们错误，再加以纠正。然后，在与患儿沟通的时候，适当地等待或期待是有必要的。在和他们说话后，不必要马上得到回应，应给其适当的反应等待时间，一般为5~10 s；孩子在做出语言反应前，治疗师可做出手势、躯体动作等提示来进行引导。

（4）关系发展干预疗法：此疗法由美国儿童心理学家Steven Utstein博士创立。他认为孤独症患儿缺乏"动态智力"，包括经验分析、动态分析、灵活性与创造性地解决问题、远见与自我意识和恢复力。其出发点是先培养学习技能的动机、兴趣，在此基础上细致并系统地学习各种构建复杂世界的技能，培养患儿的社交能力，使患儿成为一个独立的思考者与问题解决者。这是一种在家庭开展、由父母操作、不受地点与设备的局限，可时刻进行的训练方法。父母与孩子的各项互动能够促进患儿的交流能力，特别是能显著提高患儿的情感交流能力。

（5）其他疗法：除上述治疗方法外，还可应用感觉统合训练、听觉统合训练、游戏治疗、舞动治疗、音乐治疗、中医传统康复治疗等。

【康复预后和预防】

儿童孤独症的预后取决于患儿病情的严重程度、儿童智力水平、教育和干预的时机及干预程度。通常患儿发现越早，干预时机越早，训练强度、程度越高，效果越好。本病起病隐匿，病程漫长，属于终身残疾。大多数父母常忽略儿童的早期症状，或父母早期已经发现儿童异常，但由于部分医务人员对孤独症缺乏必要的认识，而造成误诊或漏诊，延误病情。因此儿童孤独症的康复和预防方法主要有：宣传普及孤独症知识；纠正家长的错误观念；提高专业医生的知识和技术水平；重视早期诊断和早期治疗等。

第三节　精神发育迟滞的康复

【定义与分类】

儿童精神发育迟滞（mental retardation，MR）也称儿童智能低下，是指个体在整个发育期，即从出生到年满18周岁，智力水平明显低于正常平均水平，并伴有社会适应能力缺陷。国外曾经有过许多与精神发育迟滞的同义词，诸如精神发育缺乏（mental defici ency）、精神低能（mental subnormality）等。国内过去也曾用过精神发育不全、智力低下、智力缺陷等名称。如今国际上已统一命名儿童精神发育迟滞。1984年"中国精神疾病分类方案与诊断标准第二版"已确定用统一学术译名"精神发育迟滞"。最典型的为唐氏综合征。

精神发育迟滞是一种十分常见的智力残疾，但常因诊断概念不一致，调查方法上的差异，导致其诊断标准的不同。目前最常使用的是世界卫生组织的国际疾病分类ICD-10和美国精神病学会（APA）的定义及诊断标准和分级标准：①智力比一般水平显著较低，智商＜70。②目前适应功能有缺陷或缺损，至少包含以下2项。言语交流，自我照料家族生活，社交或人际交往技巧，社区设施的应用，掌握自我方向，学习和技能，工作，业余消遣，健康卫生与安全。③起病于18岁之前。需要注意的是，对于5岁之前的儿童很难进行标准化的智力测试，我们在评价过程中若在适应性行为、运动、语言、社会交往等领域中至少有2个领域存在发育的落后和受限，可以高度怀疑精神发育迟滞。

轻度精神发育迟滞患病率约为3%、重度（包括中度）约为3%～4%。我国的精神发育迟滞患病数量相当严重。在各次调查中，几乎均为农村患病率高于城市；男性患者略多于女性，男女之比为1.5～1.8∶1

【病因及主要临床表现】

1.病因

精神发育迟滞病况十分复杂，分为生物因素和社会因素两大类。前者包括先天与后天因素，遗传、基因结构异常、大脑中枢神经损伤等。后者为多种不利的环境因素共同影响的结果，包括家境贫穷、抚养不当、生活环境不佳等因素。早期的营养不良也是造成精神发育迟滞的重要原因之一。同时有研究表明精神发育迟滞也与下列因素高度相关。①出生时体重＜1250 g。②孕期＜30周。③脑室内出血或脑室旁白质软化，严重缺氧。④先天性或缺氧性心脏病、血液循环系统衰竭。⑤喂养困难或用胃管进食。⑥长期低血糖症患者。⑦先天性感染。⑧新生儿持续性肺高压。⑨横膈疝气。

2.主要临床表现

根据临床分级，精神发育迟滞按智商水平分为轻、中、重、极重4个等级。精神发育迟滞患儿早期表现为不同程度的感觉运动发育落后、语言发育落构音障碍等。不同水平的精神发育迟滞的临床表现如下。

（1）轻度（IQ 55～70）：75%～80%的精神发育迟滞属于此型。此类儿童的一般语言表达能力发育尚可，通过学习对阅读与背诵无多大困难，应付日常生活交谈也还可以，所以在学龄前期或在短时间的接触中不易被察觉，往往在入学后，发现难，领悟力低，对事物的异同缺乏分析与概括能力，缺乏想象和推理能力。虽能学会简单的阅读与计算简单试题，但作文感觉吃力，解应用题困难，经过努力可以勉强达到小学水平，有益的社会交往能力，日常生活可以自理。常常表现得循规蹈矩，温和、安静、笨手笨脚，缺乏主见，依赖性重，对环境变化缺乏应对能力，遇有特殊事件时需要支持，较易管理。成年后，可以建立友谊和家庭，在他人照顾下可以从事技能劳动。

（2）中度（IQ40～55），占精神发育迟滞的12%，组织语言与运动功能发育较正常儿童缓慢，词汇贫乏，部分儿童发音不清，不能完整表达本意，阅读及理解能力有限、数学概念模糊，甚至不能学会简单的计算与点数，虽有一定的模仿能力，但学习能力低下，因此与其短时接触即能察觉。经过耐心训练，可以学会一些简单的生活与工作技能。在辅导下，大部分可以在社区内生活，从事简单、重复的劳动，与亲人和经常接触的人有感情，可以建立较稳定的关系。

（3）重度（IQ25～40）：占本症的7%～8%。常合并某种脑部损害，并常伴有各种畸形，亦可同时伴脑瘫、癫痫等神经系统症状。其精神及运动发育明显落后，多在出生不久即被发现。语言发育水平低，有的年长后仅能学会说些简单语句，掌握词汇量少、理解困难，表达能力有限。有的几乎不会说话，生活难以自理，无社会行为能力。有的经常重复单调，无目的动作和行为，活动过多，如点头、摇摆身体、奔跑、冲撞或自残。部分儿童则表现为发呆、少动、终日困坐。经过长期反复的训练，可能提高一些生活自主能力。少数儿童长大后，在监护下尚可从事无危险性的、极为简单重复的体力劳动。

（4）极重度（IQ25以下）：占1%～2%，包括染色体畸变和遗传性代谢疾病，中枢神经系统严重畸形和身体其他部位异形十分常见。不会说话，也听不懂别人的话，无语言能力，对周围环境与亲人不能辨别，不知躲避危险，仅有哭闹、尖叫等原始情绪反应，有时有爆发性攻击或破坏行为。生活能力极低，几乎全部生活需人照料，在特殊训练之下，也仅能获得极其有限的自主能力。大多数儿童因生存能力极弱与严重疾病而早年夭折。

【主要功能障碍】

精神发育迟滞因成因不同，其伴随神经、肌肉、骨骼和心肺系统的损伤也不同，一般患儿在各个方面均会有发育迟滞的情况。尤其对于中、重度精神发育迟滞的患儿会引起多重功能障碍，包括运动功能障碍、感觉功能障碍、认知功能障碍、语言功能障碍和行为障碍等。

1.运动功能碍

对于精神发育迟滞的患儿来说，其本身运动发育缓慢，同时对环境缺乏探索兴趣，这就导致了一个恶性循环。患儿既缺乏动机又缺少动作的经验。此外其平衡和协调能力较差。部分患儿额叶与小脑发育较慢，容易出现肌张力低下合并肌力不足的情况，因此患儿早期不喜欢俯卧位姿势。对于环境刺激不敏感、缺乏探索行为、常喜欢停留在一个静态姿势下进行自我刺激，使患儿追视、翻身、独坐、爬行、独走等粗大运动发育明显滞后于正常儿童，精细动作发育与较大运动相比更加滞后。精神发育迟缓患儿，早期通常呼吸较浅，胸廓扁平，易出现呼吸系统问题，且运动量少，因此其心肺功能较正常儿童更差。同时，部分患儿韧带松弛、关节稳定性较差，容易发生关节变形，例如扁平足、足外翻、膝反张和脊柱侧弯等。其异常步态常为步基宽、步长短，摆动期短。

2.感觉功能障碍

精神发育迟滞患儿，可伴有皮质盲、空间和形状视觉失常等视觉异常，以及足过度外翻等。

3.认知功能障碍

精神发育迟滞患儿在接收到环境中的刺激时信息处理模式中各个环节的缺陷是导致其认知功能障碍的主要原因。①注意力缺陷，注意时间无法持久、不能同时注意较多的东西、过度分心，导致接受外界的刺激量明显减少。②知觉能力缺陷无法对外界的刺激进行整合，无法掌握事物全面和重要的部分，很难掌握事物的完整性记忆力缺陷，使得经验很难积累。③概念化能力的缺陷，使患儿无法将具体的事物转化为抽象概念的符号，无法根据事物的意义或属性，将名词或符号和具体的事物建立联系、比较和整合。患儿最为缺乏解决具体问题的能力。

4.语言功能障碍

不同程度的精神发育迟滞其语言功能障碍程度不同，临床表现中已经提及。

5.行为功能障碍

常见的异常行为如下。6个月大小时单纯注视手，即双手在眼前晃动注视，但不去抓握物体；1岁以后流口水，拿玩具持续向口中塞；长大后持续重复性、无意义、刻板的动作行为，其刻板行为与其智商高低有关。

【康复治疗】

1.康复目标

（1）培养其将来在社会上能有效地生活、工作的态度和技能，比较强调教导实用性与生活化的教育内容。如算术、社会、沟通、安全、职业、动作与休闲等方面的技能。

（2）多数中度精神发育迟滞儿童伴有躯体上的缺陷，因而在掌握文化知识方面不能要求过高，应着重体力与心理能力的康复和补偿，培养其良好的思想品德、习惯社会适应能力和劳动技能，尽量使之达到生活自理，在监护下有效地生活与工作。

对重度和极重度精神发育迟滞儿童的教育训练目标是尽量使之达到生活自理或减少他人的监护程度，将来能够过半独立的生活。

2．治疗原则

（1）早期发现，早期干预，提供最适合的学习环境。

（2）从实际出发，因材施教，教育内容系统性，循序渐进。

（3）激发患儿的学习积极性，使其体验成功的喜悦。

（4）鼓励家长的合作与参与。

3．康复治疗方案

（1）诊疗教学法

儿童生来就具有学习潜能，但学习速度、个性、认知、兴趣和特殊才能等方面存在不同，构成个别差异。而且每个儿童内在的各种能力，也会有所不同，称之为个别内在差异。这2种差异都将妨碍儿童的学习活动。为了不让精神发育迟滞儿童在学习活动中遭遇到更多的困难或产生挫折感，必须针对儿童的特殊性拟定个别化教学方案。所以康复训练多是一对一，但也有些需要互动的，比如引导式教育是小组形式。

（2）感觉综合治疗

感觉综合治疗是当今教育训练精神发育迟滞儿童时推行的一种训练方法。它是由美国南加州大学 Ayres 博士将脑神经学与发育心理学相结合，发展了所谓感觉综合理论。20世纪80年代进入我国，目前广泛运用于精神发育迟滞儿童训练。例如有些精神发育迟滞儿童经常出现摇摆或旋转身体动作，可以让其在旋转盘上旋转在组合轮胎中滚动，促进前庭功能发展和提高平衡反应。再如有触觉过敏的精神发育迟滞儿童，可让其玩沙、玩水、作手指绘画，或在运动垫上做大肌肉运动；用刷子触压做触觉游戏；对有姿势障碍或身体感觉障碍而影响空间知觉发展者，可让其坐在滑板车上投球、荡秋千接球，既使其保持平衡，又称综合视觉运动。

（3）行为矫正

精神发育迟滞儿童在智力、情绪，个性和行为诸方面都存在心理障碍。不矫治往往难以进行教育和训练，若按功能学习原则对其进行行为矫正，常能按目的要求培养合适的行为，矫正或消除不适合的情绪行为问题与特殊功能障碍。一般情况下多采用正性强化法、负性强化法、间歇强化和惩罚等行为矫正法。

（4）家庭教育

家庭是患儿的第一学习课堂。精神发育迟滞儿童的教育训练，尤其需要在家庭中得到维持与延续，特别是母亲的直接参与。母亲直接参与的训练效果会更好。精神发育迟滞儿童的家庭教育在促进其社会适应与智力发展方面具有不可取代的作用。开展精神发育达儿堂的家庭教育，首先应当帮助家长取得心理上的平衡，应当了解家长的心态，帮助其消除疑虑，给予心理支持与辅导，使其认识家庭教育的重要性，为其提供有关的教养资料、知识和技巧。

【精神发育迟滞的预防】

胎儿在宫内缺氧、新生母窒息、产妇、颅内出血等，以及婴幼儿期中枢神经感染、中、颅外伤和出生前后严重营养不良为主要致病因素，因此，加强母孕期产期和婴幼儿期的检测和预防，可使精神发育迟滞发病率明显下降。同时，应注意早产儿、低体重儿与高危儿的特殊照管。①一级预防措施：做好婚前检查、孕期保健和计划生育，预防遗传性疾病的发生。②二级预防措施：对婴幼儿定期进行检查，尤其对高危儿等可疑儿童进行定期访视，做到早期发现、早期干预；对以社会化或心理社会因素为主要原因的精神发育迟滞儿童，及时进行强化教育训练；积极防治各类精神发育迟滞儿童的情绪与行为障碍。③三级预防措施：减少残疾，提高补偿能力。主要对精神发育迟滞儿童的行为和生活进行咨询服务、疏导、特殊教育和训练，帮助其克服困难。

第四节　注意缺陷多动障碍的康复

【定义与分类】

注意缺陷多动障碍（attention deficit hyperactivity disorder，ADHD）俗称儿童多动症，是儿童时期最常见的一种神经行为障碍。儿童ADHD患病率为3%～5%，男女比例为4:1～9:1，主要临床表现为注意力障碍、活动过度、冲动控制力差等。常见于学龄期儿童，症状往往在幼儿园阶段就明显表现出来，对其学业成绩、适应能力、社会交往能力等造成广泛影响。有70%的患儿症状持续到青春期，30%的患儿症状持续到成人期易发展为反社会人格、品行障碍、药物或酒精滥用、青少年违法、成年期就业不良，并易发生安全事故（如车祸等）。

【病因及主要临床表现】

1.病因

儿童ADHD病因目前仍不清楚，一般认为是由遗传和环境因素所引起的一种心理行为性疾病，是生物–心理–社会多因素作用的结果，其可能与下列因素有关。

（1）遗传因素：儿童ADHD具有明显的家族性。国外有关文献报道，由遗传因素引起的儿童ADHD占20%～30%。家系研究发现，ADHD儿童的父亲与同胞发生ADHD的可能性明显高于对照组17～20倍。

（2）生物因素：研究表明，母亲怀孕期间吸烟、酒、胎儿脑损伤、低出等均是导致儿童ADHD的危险因素。ADHD患儿可能存在某些必需氨酸的缺乏，例如色氨酸、谷氨酸和天冬氨酸等。ADHD患儿经常伴有锌、镁、铁等微量元素的缺乏。这可能和多动、注力不集中有关。

（3）家庭因素：父母文化程度较低的儿童发生ADHD的危险性较高。不良的家庭环境对儿童不良行为的形成会起到示范和深化作用。家庭关系的严重不和谐、不当的教育方式和父母的经济阶段低等均是ADHD的重要影响因素。父母存在心理卫生问题，如压抑、焦虑或情绪问题，其子女ADHD发病率明显增高。

（4）学校因素：儿童在学校缺乏安全感可引起多动，例如咬指甲是儿童内心缺乏安全感的一种外在表现。老师采取打骂或辱人格的方法，将严重影响儿童行为和情绪的发展，导致多动的发生。

（5）社会因素：社会发展、生活工作节泰加快、脑力劳动加重、就业竞争激烈学习压力增大等均可增加儿童的社会心理压力及精神紧张刺激，引起心理行为障碍。

（6）其他因素：除上述影响因素外，学习、课外活动、娱乐、进食、睡眠等不规律也与儿童ADHD的发生有关。

2.主要临床表现

ADHD主要表现为三大核心症状，即注意缺陷，活动过度和行为冲动。ADHD的儿童中还合并有对立违抗障碍、品性障碍、焦虑障碍、学习障碍、抽动障碍、特定运动技能发育障碍及物质滥用等。

（1）注意缺陷：表现为与年龄不相称的明显注意集中困难和注意持续时间短暂是本症的核心症状。正常儿童在不同年龄阶段注意集中的时间不同，随着年龄的增长而逐渐延长。5—6岁儿童主动注意集中的时间为12～15 min，7—10岁为20～25 min，12岁以上可以达到30 min，对自己感兴趣的事情主动注意集中的时间还会延长，ADHD患儿注意集中时间明显低于上述水平，一般仅为5～10 min。患儿常常在听课、做作业或其他活动时注意难以持久，容易因外界刺激而分心。在学习或活动中不能注意到细节，经常因为粗心发生错误。注意维持困难，经常有意回避或不愿意从事需要较长时间持续集中精力的任务，如课堂作业或家庭作业。做事拖拉，不能按时完成作业或指定的任务。患儿平时容易丢三落四，经常遗失玩具、学习用具，忘记日常的活动安排，甚至忘记老师布置的家庭作业。但对感兴趣的事（电视、游戏）相对注意集中。

（2）活动过度：大多从幼儿期开始，进入学校后，在相应的规定会下逐渐表现出来。主要表现为活动多，无目的性，花样多，有始无终，不分场合，不顾后果和无法节制。患儿异常活泼，手或脚动个不停，在座位上不停挪动或离开座位，难以安静地游戏或参加业余活动，讲话过多以吸引别人注意。

（3）行为冲动：患儿会在信息不充分的情况下快速地做出行为反应。表现为冲动，做事不顾及后果，凭一时兴趣行事，为此常与同伴发生打斗或纠纷，造成不良后果。在别人讲话时插嘴或打断别人的谈话，在老师的问题尚未说完时便迫不及待地抢先回答，不能耐心排队等候。

（4）其他共患病：情绪和行为异常，如焦虑、抑郁、对立违拗和品行障碍；发育异常，如学习语言障碍或其他神经发育障碍，躯体疾病如抽动症、睡眠障碍主要表现为活动和参与层面的障碍，ADHD患儿在认知参与活动中与年龄不相称的注意力不集中、活动过度和冲动行为，导致学习困难、人际关系不良以及自我评价低下对儿童心理发展产生严重的负面影响。

【ADHD的诊断与鉴别诊断】

本病多以家长和老师提供的完整病史、患儿临床表现为主要依据，采用量表评分、辅以相关的检查排除其他神经精神性疾病后，做出诊断。临床大多采用美国精神病学会的《精神障碍诊断与统计手册》（DSM-5）中关于ADHD的诊断标准，将注意缺陷、多动冲动这类症状列出18条，分为2个维度（注意缺陷和多动冲动）及三个亚型，采用多轴诊断的方法。

（1）精神发育迟滞：精神发育迟滞的儿童有语言、运动发育迟缓等病史，智商＜70％，服用哌甲酯等中枢兴奋剂后，注意力不集中、多动症状可有所改善，但学习成绩较难提高。ADHD的儿童智商大多在正常范围，生长发育大多正常，服用哌甲酯等中枢兴奋剂后，症状改变，学习成绩显著提高。

（2）多发性抽动：多发性抽动患者表现为颈部，躯体快速反复，无规律性的多样运动和没有目的的发声抽动，如眨眼、作怪、耸肩、点头、甩头及喉咙发声音等，容易被认为是活动过度，可以与ADHD同存。

【康复治疗】

1.康复目标

（1）了解和改善临床症状，提高幼儿自我控制能力，延长注意维持时间。

（2）改善认知行为，树立患儿信心，减少冲动、攻击和违抗行为。

（3）增强学习能力和社会适应能力，提高患儿生活质量。

2.康复治疗原则

（1）早期诊断，尽早进行系统和规范治疗。

（2）治疗师、老师、家长及医生共同参与，医教结合。

（3）药物治疗与行为矫治、教育训练等手段相结合。

3.康复治疗方案

（1）药物治疗：临床治疗ADHD的主要推荐药物有中枢兴奋剂与选择性去甲肾上腺素再摄取抑制药。中药兴奋药主要应用哌甲酯，有短效制药（哌甲酯）与长效制药（专注达）。选择性去甲肾上腺素再提取制药，推荐托莫西汀，但值得注意的是药物治疗的作用只是控制症状，不能根治疾病，所以单靠药物治疗是不够的，必须在此基础上加上行为治疗与教育训练等手段。

（2）行为矫正疗法：也称行为治疗，包括一系列不同干预方法，其共同目标是通过自然和社会环境的改变而改变人的行为。行为治疗一般是通过父母完成，ADHD患儿父母接受特殊训练以提高其改变和重塑患儿行为的能力及对患儿行为的管理能力。行为治疗策略如下。

①正性强化法：通过奖赏等方式强化良好行为，当患儿出现良好行为时立即给予正性强化。

②消退法：治疗前需确定何种因素对患儿不良行为起强化作用，通过有计划地忽视（停止强化）减少或消除某些不良行为。

③处罚法：当患儿达不到目标时，使其承担适当后果或给予处罚。进行行为治疗过程中，任务完成前应一直运用奖赏–结果对应策略，且逐渐提高每一项任务的期望值直至患儿行为改变。

（3）家庭治疗：家长应了解ADHD是一种慢性的疾病，应接纳、理解患儿。要了解疾病的知识，理解与接纳患儿的症状与行为。这类患儿主观上是要求进步的，但往往自控力差，说到却做不到。好的行为只能维持较短时间，不能持久。所以，这样的孩子不是故意偷懒、有意捣蛋。家长要学会在孩子面前控制情绪，亲子互动期间不能控制情绪时可以暂时分开，待调整好情绪后再进行交流，减少或避免发生冲突。父母更要帮助孩子学会管理自己的情绪。父母有效地管理好患儿的行为，能够增强孩子的服从性和自控能力。对于孩子不好的行为不要体罚，但可以其他方式进行惩罚。如不要打骂孩子，但可以采取例如取消原先约定的承诺等方式让孩子知道自己的行为是不正确的。批评孩子要对事不对人，语调要平稳，态度要坚决，如果孩子没有反应，可以重复给孩子准备定时器，在他们完成事情的过程中进行时间控制。孩子在家里做作业时，环境应布置简洁，文具用品要简单，以减少分心的可能性。在孩子做作业前，让孩子把其他想做的事情预先做好，如喝水、上厕所等。由家长陪伴，集中做30min功课用计时器控制时间，逐步养成孩子的时间概念。在30min内把容易的、会做的功课先做，不要做一题问一题，其间，家长和孩子都不要相互说话，如孩子有分心、马虎等表现，可用事先约定的拉衣服或拍拍肩表示提醒。约定的时间到了，就让孩子去休息放松5min，但不要做剧烈运动。5min后，循环上述的训练一直到功课完成，最后30min帮助孩子一起订正纠错。家长在一旁要专心陪伴孩子，不做其他的事情，减少孩子的分心。

（4）学校干预：学校干预包括教室座位的调整，如优先座位安排、调整作业量、考试方式调整（在有监管的场所考试，考试时间灵活，可分批完成）及行为管理策略。老师应对ADHD患儿良好的和进步的行为予以鼓励和表扬；对其不当的行为，予以批评和指正，但不可训斥、羞辱和歧视患儿。

（5）感觉统合训练：ADHD患儿可能伴有感觉统合的问题，主要表现为感知觉异常协调性差等。可通过加强触觉学习，增强前庭–本体感觉，协调训练等纠正感觉统合的问题。

（6）脑电生物反馈：应用现代技术，将患儿意识不到的脑电信号转变为视觉或听觉信号，利用反馈的原理，通过选择性强化适宜的脑电波，抑制不利的脑电波，并以奖励的方式对患儿进行反复强化的训练。

（宋　站）

参考文献

[1] 徐景华，辛燕.氨哮素联合氨溴索雾化吸入治疗毛细支气管炎疗效观察[J].中国基层医药，2012，19（4）271-273.

[2] 徐景华，雾化低剂量布地奈德高渗盐水治疗毛细支气管炎临床研究及治疗成本分析[J].儿科药学杂志，2013,19（1）38-40.

[3] 胡亚美，江载芳，诸福棠.实用儿科学（第8版）[M].北京：人民卫生出版社，2015.

[4] 叶礼燕，聂晓晶.儿科腹泻诊断治疗原则的专家共识解读[J].中华儿科杂志，2010，48（4）：260-262.

[5] 厉俊海,辛松健,叶芷甸,钱贤挺.社会支持视域下脑瘫患儿救治的伦理思考[J].中国医学伦理学,2019,32（01）：67-70.

[6] 胡莹媛.小儿脑瘫的综合治疗[J].中国实用儿科杂志，1996,11（4）72-77.

[7] 黄却英,苏乐艺.语言认知训练对提升脑瘫儿童语言康复的作用[J].中国卫生标准管理,2019,10(15):54-57.

[8] 南登昆.肢体残疾儿童的教育与训练[M].北京：华夏出版社，1996.

[9] 曹立盛，崔振泽.儿科常见疾病诊断与治疗指南[M].大连：大连出版社，2003.

[10] 刘金美，王维东.儿科常见疾病的诊治及护理[M].济南：山东大学出版社，2006.

[11] 王欲琦.儿科疾病诊疗常规[M].北京：军事医学科学出版社，2008.

[11] 韦统友、朱鹏云.儿科护理技术[M].武汉：华中科技大学出版社，2012.

[12] 何凤英，杨娜.儿科护理学[M].天津：天津科学技术出版社，2022.

[13] 张良,刘燕萍.医疗康复与特殊教育相结合对脑瘫儿童发育障碍的影响研究[J].中国医药科学,2019,9(03):220-223.

[14] 李渤，程金叶.儿童康复[M].北京：人民卫生出版社，2019.